DR. MED. URSULA MANUNZIO

HERZ GESUND

Richtig ernähren und trainieren für ein gesundes Herz

In vier Wochen zu einem herzgesunden Lebensstil

humboldt

VORWORT

Liebe Leserin, lieber Leser,

man könnte sagen, dass dieses Buch ein Liebesbrief an unser Herz ist. Denn über die vielen Jahre, in denen ich mir die Herzen meiner Patienten angehört und angesehen habe, in denen ich die elektrischen Ableitungen studiert und versucht habe, den Problemen, die es bereiten kann, auf den Grund zu gehen, habe ich den unschätzbaren Wert dieses wunderbaren, so komplexen Organs begriffen.

Es ist aber auch ein Liebesbrief an einen aktiven Lebensstil, denn er vermag so viel Leid zu vermeiden und so viele Erkrankungen zu heilen. Das ganz ohne Nebenwirkungen und dafür aber mit ganz viel Wohlfühlgarantie!

Dabei richtet sich dieses Buch sowohl an aktive Sportler als auch an solche, die es erst noch werden wollen. An Gesunde ebenso wie an Patienten – eben an alle, die herzgesund leben möchten.

Da es unser Herz unter allen Umständen zu schützen gilt, möchte ich Ihnen, liebe Leserinnen und Leser, mit diesem Ratgeber nicht nur eine Hilfe an die Hand geben, ich möchte Ihnen auch ein wenig von meiner Begeisterung mitgeben. In diesem Ratgeber erfahren Sie zunächst die Basics über das Herz, verschiedene Herzerkrankungen, ausgewählte Untersuchungsmethoden und eine gesunde Ernährung. Anschließend möchte ich Ihnen zeigen, wie viel Sie selber für Ihre Gesundheit, für Ihr Herz machen können. Das Buch schließt ab mit einer 28-Tage-Challenge hin zu einem herzgesunden Lebensstil. Die meistern Sie ganz bestimmt und Sie werden sich wundern, wie gut Sie sich danach fühlen. Viel Spaß!

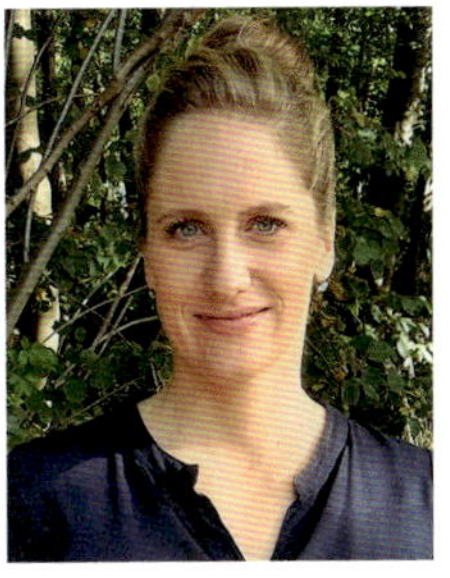

Herzlich

Ihre

Ursula Manunzio

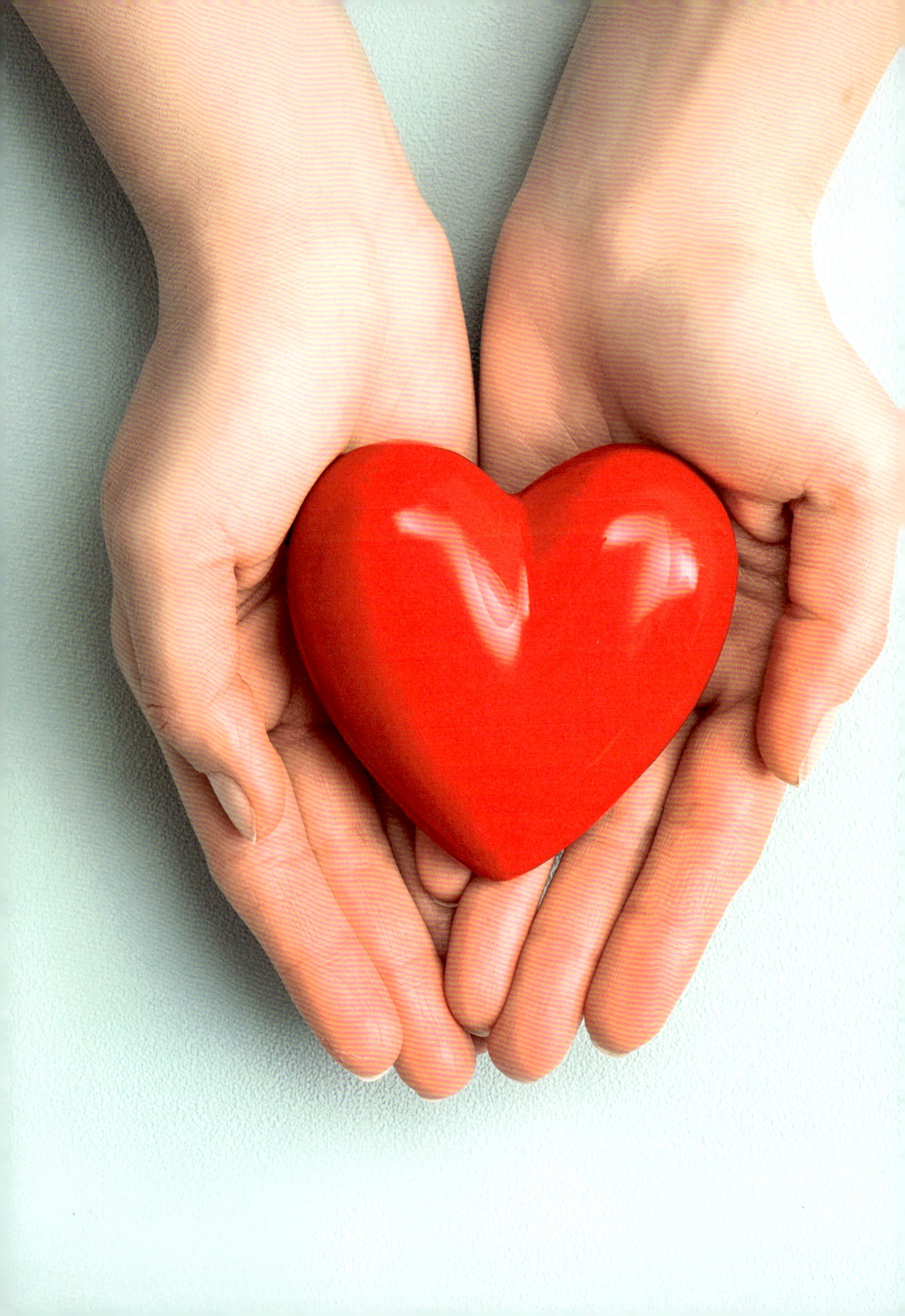

IHR HERZ – DAS SOLLTEN SIE WISSEN

Sie haben unterschiedliche Gründe, warum Sie dieses Buch kaufen. Vermutlich sind Sie von einer Herzkrankheit betroffen oder machen sich um Ihre Gesundheit Sorgen, haben Angst vor einem neuen Infarkt oder sind etwas ratlos, wie Sie einen gesünderen Lebensstil gestalten sollen. Dieses Kapitel gibt Ihnen Antworten auf Ihre wichtigsten Fragen und eine Art Fahrplan für einen fortan herzgesunden Lebensstil an die Hand. Für ein gutes Verständnis – denn das ist der erste Schritt für Verbesserungen – erhalten Sie hier zunächst einige medizinische Infos, damit Sie dann gut informiert in den zweiten Teil starten können.

Der Aufbau des Herzens

Wussten Sie, dass unser Herz, dieses wundersame, fantastische, komplexe Organ, das uns unser ganzes Leben lang den Takt vorgibt, und das während unserer Embryonalentwicklung aus einem einzigen Schlauch heraus entsteht? Es dreht und windet sich so lange, bis am Ende dieses hochfunktionelle, lebensspendende Vierkammersystem entstanden ist.

So komplex seine Entstehung und Funktionsweise: Das Herz kann in erster Linie als ein Muskel verstanden werden, der wie ein Motor arbeitet und dessen Aufgabe es ist, das Blut in unserem Körper zu verteilen. Bei einer Pulsfrequenz von 70 Schlägen in der Minute befördert unser Herz über 7000 Liter Blut am Tag, mit etwa 100.000 Schlägen. Gleichzeitig reguliert das Herz unseren Blutdruck und reagiert sensibel auf die Impulse unseres Nervensystems.

Das Herz ist in zwei kleinere und zwei größere Kammern eingeteilt.

Um die Arbeitsweise des Herzes zu verstehen, stellen Sie sich zunächst ein Oval vor, das in zwei kleinere Kammern oben (die Vorhöfe) und zwei größere Kammern unten, die linke und rechte Herzkammer, unterteilt ist. Das vom Körper „verbrauchte“ Blut kommt im rechten Vorhof an und wird von dort über die rechte Herzkammer in die Lunge gepumpt (Lungenkreislauf), um dann mit frischem, also mit Sauerstoff angereichertem, Blut in das linke Herz zu gelangen. Auch hier geht der Weg über den Vorhof in die Kammer und von dort in den Körperkreislauf. Die Herzgröße entspricht in etwa der einer geschlossenen Faust der jeweiligen Person.

Herzmuskel und Herzklappen

Beim Herzmuskel unterscheiden wir drei Schichten: Endokard, Myokard und Epikard.

- Das Endokard kleidet das Herz von innen aus, es führt viele Nerven, Blutgefäße fehlen hier.
- Die Arbeitsmuskulatur des Herzens bildet das Myokard. Hier finden sich auch viele kleine und kleinste Blutgefäße (Kapillare). Im rechten Herzen sind die Zellen bessergestellt, was die Anflutung von Sauerstoff angeht. Das hat zur Folge, dass Infarkte hier zwar weniger vorkommen als im linken Herzen, dafür ist die rechte Herzhälfte jedoch anfälliger für Schäden durch Gifte (Medikamente oder andere Zellgifte).
- Das Epikard kann man sich als Umhüllung der Herzgefäße und „Ausgleichsfüllmittel" für die Furchen auf dem Herzen vorstellen.

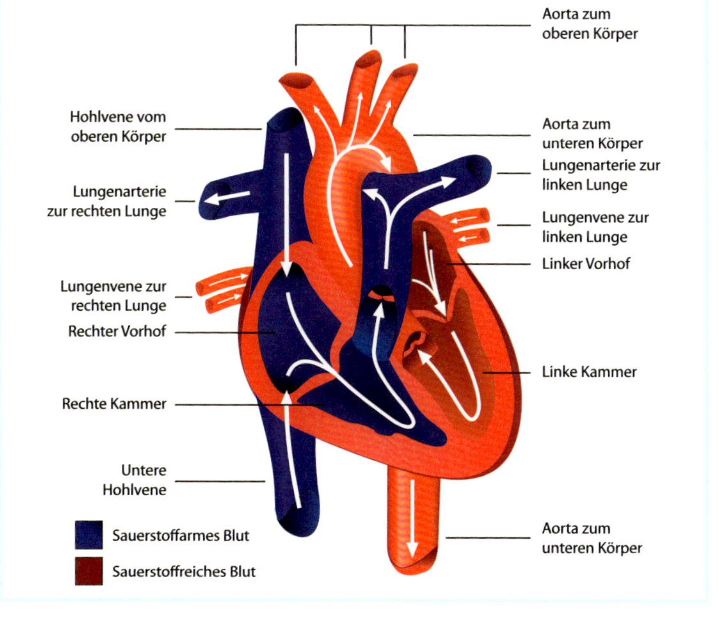

Anatomie und Blutfluss des Herzens

Zwischen den einzelnen Kammern des Herzens befinden sich jeweils die Herzklappen. Um im Kreislauf zu bleiben, fangen wir mit der Klappe zwischen rechtem Vorhof und rechter Kammer an. Hier befindet sich die Trikuspidalklappe. Sie gehört wie ihre Schwester, die Mitralklappe (zwischen linkem Vorhof und linker Kammer) zu den Segelklappen. Die Klappen zwischen der rechten Herzkammer und der Lunge (Pulmonalklappe) und der linken Herzkammer und dem Körperkreislauf (Aortenklappe) werden hingegen als Taschenklappen bezeichnet.

Erst durch diese Klappen wird das Herz funktionstüchtig, was im Umkehrschluss auch heißt, dass eine Fehlfunktion der Herzklappen zu einer deutlichen Leistungseinschränkung führt. Bei einer Insuffizienz schließen die Herzklappen nicht vollständig, bei einer Stenose hingegen ist die Öffnungsfähigkeit eingeschränkt (mehr dazu lesen Sie auf Seite 18).

Das Erregungsleitungssystem

Um zuverlässig zu funktionieren, ist das Herz sozusagen mit Netz und doppeltem Boden gesichert. Die Kontraktionen der Arbeitsmuskulatur des Herzens werden durch das Erregungsleitungssystem ermöglicht. Es arbeitet vollkommen selbstständig (autonom). Die Erregung beginnt im „Taktgeber“ des Herzens, dem Sinusknoten, mit etwa 60–80 Erregungen pro Minute. Der Sinusknoten befindet sich im rechten Vorhof. Von dort werden elektrische Impulse über die Muskulatur in Richtung Herztrennwand weitergeleitet, zu einem Knoten zwischen den Vorhöfen und den Herzkammern (Atrioventrikular- oder AV-Knoten). Von hier breiten sich die Impulse über die Kammerschenkel bis in die Herzspitze aus, um dann wieder zurück zum Anfang zu gelangen.

> Der Sinusknoten ist der Taktgeber des Herzens.

Sollte der Sinusknoten ausfallen, ist der AV-Knoten in der Lage, den Part des Schrittmachers zu übernehmen, das Herz schlägt dann jedoch langsamer. Der AV-Knoten kann etwa 40–50 Impulse pro Minute erzeugen.

Die Herznerven haben die Aufgabe, die Herzaktion den äußeren Anforderungen anzupassen. Vereinfacht gesagt, sind sie diejenigen, die auf unseren Stress reagieren und unser Herz rasen lassen. Diese Steuerung erfolgt über das vegetative Nervensystem, dem Sympathikus und dem Parasympathikus. Während der Sympathikus für den Stress zuständig ist, also unsere Herzfrequenz steigert, ist der Parasympathikus dafür da, sie zu verlangsamen.

Herzaktion und Blutversorgung

Das Zusammenspiel von Muskelkontraktion, Klappenfunktion und Sogwirkung ermöglicht die Füllung und Entleerung der Herzkammern. Die wichtigen Begriffe sind hier die Systole, die Anspannungsphase, und die Diastole, die Entspannungsphase. Durch die Impulse des Erregungsleitungssystems kommt es nacheinander zu einer Kontraktion der Vorhöfe und dann der Herzkammern. Linke und rechte Hälfte arbeiten dabei synchron. Der Muskel verwringt sich in der Systole, um das Blut in Richtung Ausstrombahn zu befördern. Dabei entleeren sich die Herzhöhlen jedoch nie vollständig.

Das Zusammenspiel von Muskelkontraktion, Klappenfunktion und Sogwirkung ermöglicht die Füllung und Entleerung der Herzkammern.

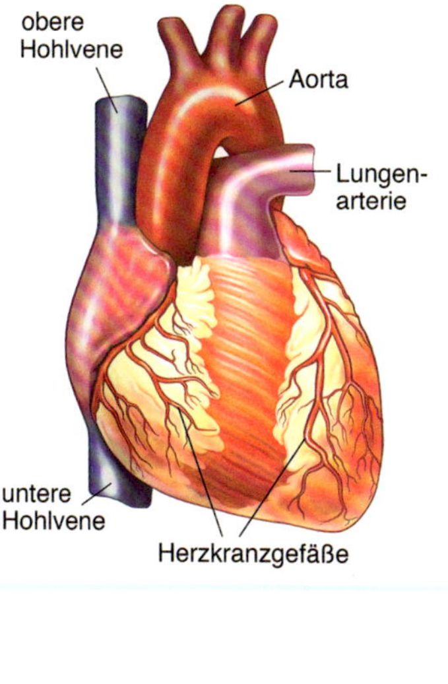

Das Herz wird über zwei Herzkranzgefäße mit Blut versorgt.

Nur etwa 55 Prozent des Blutes (bei Sportlern auch mehr) werden pro Schlag aus der Herzkammer ausgeworfen. Man spricht hier von der Ejektionsfraktion, kurz EF. Diese Angabe finden Sie wahrscheinlich in Ihrem Arztbrief. In der Diastole füllen sich die Herzhöhlen. Eine weitere wichtige Funktion haben neben der Arbeitsmuskulatur die Herzklappen. Sie ermöglichen den Vorwärtstransport des Blutes durch Abschließen der einzelnen Kammerabschnitte.

Das Herz selber wird über zwei Herzkranzgefäße, die rechte (RCA) und die linke (LCA) Koronararterie, die sich wiederum in verschiedene Äste aufzweigen, mit Blut versorgt. Sie entspringen aus der Hauptschlagader (Aorta), kurz nachdem diese das Herz verlässt. Das Blut ist also noch ganz frisch mit Sauerstoff angereichert. Beide Gefäße bilden trotz Verbindungen zu der jeweils anderen Koronararterie funktionell eine Endarterie. Der Verschluss einer Koronararterie bedeutet einen Herzinfarkt.

Herzkrankheiten und ihre Behandlung

Man unterscheidet angeborene von erworbenen Herzerkrankungen.

Man unterscheidet in der Medizin die sogenannten erworbenen von den angeborenen Herzerkrankungen. Während man die angeborenen in aller Regel nicht verhindern kann, außer dass sich die Schwangere möglichst gesund verhält, sind viele der erworbenen Herzerkrankungen Folge eines zu ungesunden Lebensstils. Dies gilt es zu verstehen, um die Erkrankungen im besten Fall zu vermeiden oder ihnen zumindest aktiv entgegenwirken zu können, sollten sie bereits vorhanden sein.

Angeborene Herzerkrankungen

Angeborene Herzerkrankungen entstehen besonders dann, wenn die werdende Mutter Drogen, Alkohol oder bestimmte Medikamente konsumiert. Leider können sie aber auch auftreten, wenn die Schwangerschaft unter den besten Voraussetzungen gelaufen ist. Macht man sich die Komplexität dieses wunderbaren Organs einmal bewusst, das sich durch komplizierte Drehungen und Wendungen nur aus ursprünglich einem Schlauch entwickelt, lässt sich besser verstehen, dass es zu Fehlern kommen kann. Aber auch genetische Faktoren können ursächlich sein.

Manche dieser Fehler lassen sich nicht mit dem Leben vereinen, manche führen zu starken Beeinträchtigungen und wieder andere machen so gut wie keine Beschwerden. Die moderne Medizin hat sehr stark dazu beigetragen, dass die Überlebenschancen von Kindern mit angeborenen Herzfehlern deutlich angestiegen sind und ihre Lebensqualität sich stark verbessert hat. Das ist allerdings zum Teil nur mit sehr aufwendigen Operationen möglich. Diese sorgen aber dafür, dass die Kinder häufig ein aktives und herzgesundes Leben führen können – trotz angeborenem Herzfehler.

In diesem Buch geht es um die erworbenen Herzerkrankungen, die die Folge eines zu ungesunden Lebensstils sind. Die gute Nachricht: Sie sind behandelbar und, viel wichtiger, sie lassen sich vermeiden, wenn Sie Ihr Herz schützen und stärken. Im Folgenden finden Sie einen Überblick über die häufigsten Herzerkrankungen.

> Die meisten erworbenen Herzerkrankungen sind behandelbar oder sogar vermeidbar.

Koronare Herzerkrankung

Die koronare Herzerkrankung, kurz KHK, stellt eine Vorstufe zum Herzinfarkt da. Die Herzkranzgefäße, also die Gefäße, die das Herz selber mit Blut versorgen, sind zwar noch nicht wie beim Infarkt verschlossen, jedoch bereits verengt. Die verengenden Ablagerungen (Plaques) bilden sich meist bei zu hohen Blutfettwerten (Cholesterin), Rauchen, Stress und Bewegungsmangel. In Deutschland sind etwa sechs Millionen Menschen betroffen.

Symptome Eine KHK kündigt sich durch Luftnot zunächst bei Belastung an, später auch schon in Ruhe. Aber auch Beschwerden wie anfallsartige Schmerzen im Brustbereich (Angina pectoris), teilweise ausstrahlend in Kiefer, Arme oder Bauch, Schweißausbrüche oder ein Gefühl der Lebensbedrohung können Hinweise liefern.

Diagnose und Behandlung Zielführende Untersuchungen sind hier das EKG in Ruhe und unter Belastung sowie eine Echokardiografie. Die Behandlung beschränkt sich auf eine optimale Reduzierung der Risikofaktoren, beispielsweise die Senkung der Blutfette.

Wie geht es weiter? Die koronare Herzerkrankung ist zwar nicht heilbar, mit einem gesunden Lebensstil mit viel Bewegung, gesunder Ernährung und ohne Rauchen kann man den Status quo jedoch recht gut erhalten und ein Fortschreiten der Erkrankung hin zum Herzinfarkt vermeiden oder zumindest deutlich verzögern.

Herzinfarkt

Ein Herzinfarkt (Myokardinfarkt) liegt vor, wenn ein Teil des Herzens aufgrund einer oder mehrerer komplett verschlossener Herzkranzarterien nicht mehr mit Sauerstoff versorgt wird. Die Ursachen sind die gleichen wie bei der KHK – zu hohe Blutfette, Rauchen, Übergewicht, mangelnde Bewegung und zu viel Stress. In Deutschland sind etwa 220.000 Menschen pro Jahr betroffen.

Bei jedem Verdacht auf einen Herzinfarkt gilt schnellstmögliches Handeln!

Je nach betroffenem Gebiet spricht man von einem Vorder- oder Hinterwandinfarkt. Für die Prognose ist es entscheidend, wie lange der betroffene Muskelabschnitt ohne Sauerstoffzufuhr war, daher gilt in jedem Fall beim Verdacht eines Infarktgeschehens schnellstmögliches Handeln ohne Zögern! Denn Zeit ist Muskel: Ist ein Muskel erst einmal abgestorben, wird er sich nie wieder erholen. Die Folge wäre eine lebenslange Funktionseinschränkung. Ein zu großer Untergang an Herzmuskelgewebe ist mit dem Leben nicht mehr vereinbar.

Symptome Die typischen Symptome eines Herzinfarkts sind bei Männern ein plötzlich auftretender Schmerz im Brustbereich, bei Frauen häufig eher unspezifisch im Bauchraum mit Ausstrahlung in den linken Arm oder in den Kiefer. Auch Luftnot und Panik gehören dazu. Allerdings ist das nicht bei allen Betroffenen so. Ein großer Anteil der Herzinfarkte verläuft „stumm", also ohne deutliche Symptome. Dieses sind die Fälle, die häufiger tödlich verlaufen, da diese Menschen oft zu spät eine medizinische Versorgung erhalten. So schlimm Schmerzen und Symptome eines Herzinfarkts auch sind, sie sind ein im besten Fall lebenserhaltendes Warnsignal – sorgen sie doch dafür, dass man den Ernst der Lage deutlich erkennt und möglichst schnell handelt.

Diagnose und Behandlung Bei Verdacht auf einen Herzinfarkt wird das Blut auf spezielle Herzenzyme hin untersucht, es wird ein Ruhe-EKG geschrieben, eventuell eine Echokardiografie gemacht, aber im Zweifel gleich eine Herzkatheteruntersuchung durchgeführt, ein recht kleiner Eingriff für den Betroffenen. Das hat den Vorteil, dass man im Falle einer Stenose (Verengung) eines Herzkranzgefäßes gleich handeln kann, beispielsweise durch eine Aufdehnung (Dilatation) des Gefäßes oder Einsetzen eines Stents. Nur in ganz schlimmen Fällen muss eine Bypass-Operation erfolgen, bei der ein Gefäß an einer anderen Stelle im Körper entnommen wird und als „Umgehung" der Engstelle an das Gefäßsystem des Herzens angeschlossen wird. Dies ist eine wirklich große Operation am offenen Herzen.

Wie geht es weiter? Nach einem Herzinfarkt müssen in der Regel ein Leben lang Medikamente eingenommen werden: Blutverdünner oder auch Medikamente, die das Herz entlasten bzw. unterstützen sollen (u. a. Betablocker, ACE-Hemmer, Diuretika). Ein gesunder Lebensstil verbessert die Prognose ganz erheblich und sollte daher einen ganz festen Platz im Therapiekonzept erhalten! Mehr dazu finden Sie im Kapitel „In vier Wochen zu einem herzgesunden Lebensstil" ab Seite 91.

Neben der Einnahme von Medikamenten ist ein gesunder Lebensstil ganz entscheidend für die Prognose nach einem Herzinfarkt.

Bluthochdruck

Der Blutdruck ermöglicht dem Blut, durch den gesamten Körper gepumpt zu werden. Er wird vom Körper selbst geregelt und kann ansteigen und absinken. Krankhaft wird es dann, wenn der Blutdruck dauerhaft zu hoch ist: Die Menge an Blut, die pro Minute durch den Körper gepumpt wird, ist zu groß und/oder der Gefäßwiderstand ist erhöht. Das stellt eine zu große Belastung für unser Herz und das Gefäßsystem dar – mit zum Teil schwerwiegenden Folgen. An Bluthochdruck leiden in Deutschland etwa 20 bis 30 Millionen Menschen. Das ist fast jeder Dritte.

Man unterscheidet zwischen der arteriellen und der pulmonalen Hypertonie. Während die arterielle Hypertonie das ist, was weitläufig als zu hoher Blutdruck bekannt ist, betrifft die pulmonale Hypertonie das Lungengefäßsystem. Diese Form des Bluthochdrucks ist seltener und auch die Ursachen sind andere. Im Folgenden ist mit Bluthochdruck immer die arterielle Hypertonie gemeint. Eine Normwerttabelle finden Sie auf Seite 28 bei den wichtigsten Untersuchungsmethoden.

Symptome Im Gegensatz zu anderen Erkrankungen, die mit sofortigen Beschwerden auftreten, kündigt sich der Bluthochdruck (arterielle Hypertonie) leider häufig erst dann an, wenn es schon (fast) zu spät ist. Man selber merkt die Anfänge der Hypertonie vielleicht noch gar nicht – die eigenen Gefäße und Organe aber schon. Daher sind Vorsorgeuntersuchungen sehr wichtig, um weitreichendere Schäden gar nicht erst entstehen zu lassen!

Diagnose und Behandlung Im Idealfall liegen die Blutdruckwerte unter 120 mmHg systolisch und 80 mmHg diastolisch. Je niedriger Ihr Blutdruck ist, desto geringer ist auch Ihr Risiko für andere kardiovaskuläre Erkrankungen, also Erkrankungen, die Ihr Herz und Ihr Gefäßsystem betreffen. Wichtig für den Körper ist auch eine Nachtabsenkung der Blutdruckwerte.

> Ein Bluthochdruck beginnt ab Werten von 140/90 mmHg.

Man spricht von einer arteriellen Hypertonie ab einem systolischen Blutdruck von 140 mmHg (Anspannungsphase des Herzens) und einem diastolischen Blutdruck von 90 mmHg (Entspannungsphase des Herzens). Dabei kann auch nur jeweils der eine Wert betroffen sein, und es gibt auch einen reinen Belastungshochdruck.

Die Ausbildung einer arteriellen Hypertonie kann verschiedene Ursachen haben. Wie bei allen Herzerkrankungen sind eine ungesunde Lebensweise mit zu hohen Blutfetten, zu viel Alkohol, Übergewicht, Diabetes mellitus, Bewegungsmangel und Rauchen die Hauptursachen für einen zu hohen Blutdruck. Dazu kommen Stress und zu wenig Schlaf, manchmal ist eine Schwangerschaft die Ursache. In seltenen Fällen sind auch andere Erkrankungen, beispielsweise der Nieren oder des Hormonsystems, der Ursprung für den Bluthochdruck.

Je älter man wird, desto höher wird das Risiko für eine Hypertonie – die Gefäße verlieren an Elastizität. Warum manchmal aber auch gesunde, junge, sportliche Menschen an einer Hypertonie erkranken, ist noch nicht abschließend geklärt. Diskutiert werden in diesen Fällen eine genetische Belastung sowie Sportarten, bei denen über einen langen Zeitraum ein hoher Druck im Brustraum aufgebaut wird, wie beispielsweise beim Rudern.

Wie geht es weiter? Wird ein Bluthochdruck bei Ihnen festgestellt, gibt es je nach Ursache verschiedene Stellschrauben, an denen man drehen kann. Zunächst mag es sinnvoll sein, eine medikamentöse Therapie zu beginnen, aber in vielen Fällen können Sie ganz effektiv Ihren Blutdruck durch eine Lebensstilmodifikation so weit senken, dass eine Medikamenteneinnahme langfristig nicht mehr notwendig ist. Wichtig für eine gute Therapiebegleitung sind regelmäßige Langzeitblutdruckmessungen. Die folgende Tabelle zeigt exemplarisch, wie stark Sie Ihren Blutdruck durch eine gesündere Lebensweise senken können. Die Effekte der Maßnahmen lassen sich addieren.

> Da Bluthochdruck meist zu lange unerkannt bleibt, sind regelmäßige Vorsorgeuntersuchungen wichtig.

MASSNAHME	EMPFEHLUNG	BLUTDRUCKSENKUNG (SYSTOLISCH) PRO 10 kg KÖRPERGEWICHT
Gewichtsreduktion	BMI ≤ 25	5–20 mmHg
Ernährungsumstellung (DASH)	Gemüse, Obst, wenig Salz, fettreduzierte Milchprodukte	8–14 mmHg
Kochsalzreduktion	< 2,5 g Salz/Tag	2–8 mmHg
Bewegung	30 min/Tag	4–9 mmHg
reduzierter Alkoholgenuss	Männer max. zwei, Frauen max. ein alkoholhaltiges Getränk pro Tag	2–4 mmHg

Viele weitere Inspirationen für einen herzgesunden und damit blutdrucksenkenden Lebensstil finden Sie auch im Kapitel „In vier Wochen zu einem herzgesunden Lebensstil" ab Seite 91.

Erworbene Herzklappenerkrankungen

Bei den erworbenen Herzklappenerkrankungen kann es sich entweder um eine Undichtigkeit (Insuffizienz) oder um eine Verengung (Stenose) handeln, manchmal auch in Kombination. Dabei können eine als auch mehrere der vier Herzklappen betroffen sein.

Die moderne Technik hat gezeigt, dass sehr viele Menschen, etwa 80 Prozent der Bevölkerung, ganz leichte Undichtigkeiten der Herzklappen aufweisen. Das allein jedoch hat noch keinen Krankheitswert, so finden sich leichte Formen der Herzklappen-Insuffizienz sogar bei sehr erfolgreichen Hochleistungssportlern. Erst ab einem gewissen Grad der Undichtigkeit fangen körperliche Beschwerden oder Einschränkungen an, und in der Regel muss auch erst dann über eine Behandlung nachgedacht werden.

Während die Insuffizienzen sowohl akut als auch chronisch verlaufen können, entstehen die Herzklappenstenosen in aller Regel schleichend, es sei denn, sie sind bereits angeboren. In

Deutschland sind etwa 100.000 Menschen betroffen, wobei die Dunkelziffer sicherlich noch höher liegt.

Symptome Die Beschwerden bei einer Herzklappenerkrankung hängen von der Ausprägung und davon ab, welche Klappe betroffen ist. Meist entstehen zunächst gar keine Symptome. Erst wenn sich eine Herzschwäche entwickelt, kann es zu Atemnot, meist unter Belastung, zur Ausbildung von Ödemen, Herzrhythmusstörungen oder auch einem Druckgefühl im Brustbereich kommen. Die Leistungsfähigkeit sinkt.

Es gibt neben den langsam voranschreitenden Verläufen allerdings auch akute, die mit einer plötzlichen Verschlechterung des Allgemeinbefindens einhergehen. Dann sollte unmittelbar ein Arzt aufgesucht werden, denn in diesen Fällen darf die Therapie bzw. die Operation nicht hinausgezögert werden.

Diagnose und Behandlung Bevor eine Behandlung notwendig wird, reichen regelmäßige Kontrollen mittels Herzultraschall aus. Die Ursachen der Herzklappenerkrankungen sind unterschiedlich. Sie können die Folge von entzündlichen Erkrankungen sein, Begleiterscheinung anderer Herzerkrankungen wie beispielsweise einer krankhaften Herzvergrößerung oder sie treten im Rahmen eines Herzinfarkts auf. Es gilt somit, zum Schutz der Herzklappen Entzündungen im Körper zu heilen und andere Erkrankungen so gut wie möglich zu therapieren. Insbesondere chronische Entzündungsherde wie Zahnwurzelentzündungen stellen eine unnötige Gefahr da. Man kann ihnen aber insofern Rechnung tragen, dass der Körper nicht noch zusätzlich belastet wird, bis sie wieder abgeheilt sind, also kein Sport bei Entzündungen im Körper, insbesondere im Kopf- und Halsbereich!

Wie geht es weiter? Sollte eine Operation notwendig werden, stehen verschiedene Optionen zur Verfügung. Neben einem chirurgischen Eingriff besteht auch die Möglichkeit einer Intervention über ein Gefäß per Katheter. Entweder kann die Herzklappe rekonstruiert werden oder sie wird durch eine neue Klappe ersetzt. Es gibt sowohl künstliche Klappen als auch welche aus tierischem Material.

Herzrhythmusstörungen

Viele Herzrhythmusstörungen sind harmlos und bedürfen keiner speziellen Therapie.

Es kann ganz schön verunsichern, wenn das Herz auf einmal „stolpert“ oder losrast – die Rede ist von Herzrhythmusstörungen. Zum Glück sind viele von ihnen als harmlos anzusehen, manche Menschen bemerken sie gar nicht erst, und es handelt sich eher um einen Zufallsbefund. Vorhofflimmern befällt in Deutschland jährlich etwa zwei Prozent der Menschen.

Symptome Als Ursachen der harmloseren Variante kommen unter anderem psychische Faktoren, Elektrolytstörungen (gerade bei Sportlern sehr häufig die Ursache!), hormonelle Störungen sowie Medikamente und Alkohol in Betracht.

Schlechtere Voraussetzungen bieten Herzerkrankungen und erhöhte Druckbelastungen des Herzens. Dann fallen auch die Symptome meistens deutlich heftiger aus und reichen von Beschwerden wie Schwindel, Benommenheit, Ohnmacht sowie kurzzeitigen Sehstörungen über kardiale Beschwerden wie Angina pectoris, Herzschwäche und Herzinfarkt bis hin zu generalisierten Beschwerden wie dem sogenannten kardiogenen Schock und dem plötzlichen Herztod.

Diagnose und Behandlung Wenn Sie den Verdacht auf Herzrhythmusstörungen haben, sollten Sie einen Arzt aufsuchen. Er wird eine ausführliche Anamnese machen, Ihnen Blut abnehmen und ein EKG schreiben. Eventuell hängt er Ihnen auch ein Langzeit-EKG an oder gibt Ihnen einen Event-Recorder mit. Dieser funktioniert ganz einfach, indem Sie den Daumen auf zwei Sensoren legen, genau in dem Moment, in dem die Probleme auftreten. Das Gerät übermittelt dann das gerade abgeleitete EKG per E-Mail an den behandelnden Arzt.

Zur weiteren Abklärung kann noch eine Belastungsuntersuchung mit EKG oder eine invasive Diagnostik erfolgen. Bei der invasiven Untersuchung wird mittels eines Katheters ein Zugang geschaffen, der es ermöglicht, die Erregungsleitungsbahnen direkt im Herzen zu untersuchen und gegebenenfalls auch gleich zu behandeln.

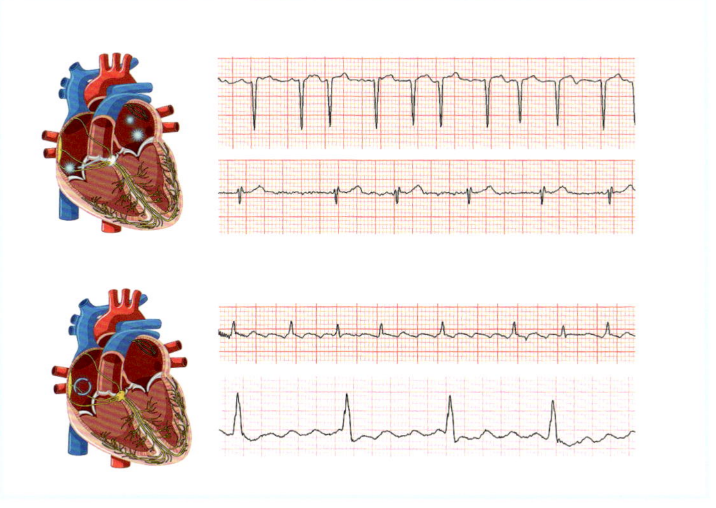

Oberes EKG: Vorhofflimmern
Unteres EKG: Vorhofflattern

Wie geht es weiter? Herzrhythmusstörungen sind heute in aller Regel gut behandelbar – und dem aktiven Leben steht nichts weiter im Wege. Die Therapie richtet sich dabei nach der Ursache – Elektrolytstörungen werden ausgeglichen, schnelle Leistungsbahnen verödet (Ablation), Medikamente an- oder auch abgesetzt. Häufig ist auch eine Lebensstilintervention zielführend.

Tako-Tsubo-Kardiomyopathie

Sie glauben, gebrochene Herzen seien nur eine Metapher? Nicht wirklich: Die Tako-Tsubo-Kardiomyopathie, auch Broken-Heart-Syndrom genannt, beschreibt eine Herzerkrankung, die in ihren Symptomen einem Herzinfarkt mit begleitender Herzschwäche ähnelt, deren Ursache aber keinesfalls mit verschlossenen Gefäßen wie bei einem Herzinfarkt einhergeht, sondern deren Ursache in großem emotionalem Stress, beispielsweise bei großem Liebeskummer, zu finden ist. Diese Erkrankung ist jedoch extrem selten.

Es muss aber nicht die Liebe sein, die hier mit hineinspielt. Jegliche großen negativen Emotionen, also auch Tod eines nahen Menschen, Naturkatastrophen oder der Verlust des Arbeitsplatzes können das Syndrom auslösen. Aber auch scheinbar glückliche Momente sind manchmal emotional zu viel, denn auch positiver Stress wie bei einer Hochzeit oder einem Lottogewinn wurden als Auslöser erkannt. Obwohl die Herzkranzgefäße dabei keine Veränderungen aufweisen, können Betroffene typische EKG-Veränderungen wie bei einem Herzinfarkt aufweisen. Der Unterschied liegt aber häufig darin, dass beim Broken-Heart-Syndrom alle EKG-Ableitungen (siehe Seite 29) betroffen sind und nicht nur die eines bestimmtes Herzareals wie beim Herzinfarkt.

Im Gegensatz zum Herzinfarkt sind bei der Tako-Tsubo-Kardiomyopathie meistens alle EKG-Ableitungen auffällig.

Symptome Auch im Verlauf der Erkrankung kann es zu ähnlichen Komplikationen mit einer wirklich schwerwiegenden Herzschwäche (Insuffizienz) oder lebensbedrohlichen Herzrhythmusstörungen kommen. Durch eine Wandbewegungsstörung im Bereich der linken Herzspitze verformt sich der Herzmuskel während der Austreibungsphase so, dass er einer typischen japanischen Tintenfischfalle gleicht (tako tsubo) Die Blutwerte verändern sich nicht oder zumindest nicht so deutlich wie bei einem Herzinfarkt. Um die Erkrankungen sicher voneinander abzugrenzen, führt man eine Herzkatheteruntersuchung durch.

Die Erkrankung ereilt in 90 Prozent der Fälle Frauen, interessanterweise keinesfalls Teenies gemeint, sondern hauptsächlich Frauen nach den Wechseljahren. Das liegt daran, dass vorher das Hormon Östrogen eine herzschützende Wirkung hat, die nach den Wechseljahren wegfällt.

Diagnose und Behandlung Bislang noch nicht eindeutig geklärt sind die Entstehungsmechanismen der Erkrankung. Es wird angenommen, dass eine erhöhte Konzentration an Stresshormonen im Blut verantwortlich ist. Wichtig ist, auch diese Form der Herzschwäche absolut ernst zu nehmen, da sie doch schwere Komplikationen mit sich bringen und sogar tödlich enden kann. So werden die Betroffenen auch zunächst auf einer Intensivstation überwacht. Gegebenenfalls erhalten sie Medikamente, die der erhöhten Stresshormonkonzentration im Blut und Herzrhythmusstörungen entgegenwirken oder das Herz entlasten.

Wie geht es weiter? Die gute Nachricht: Im Gegensatz zum Herzinfarkt heilt diese Herzerkrankung in aller Regel nach einigen Wochen folgenlos aus. Eine begleitende Psychotherapie kann hilfreich sein. Die Seele und das Herz gehören eben einfach zusammen. Wir sind ein Ganzes und sollten uns auch als solches betrachten. Das Wissen um diese Erkrankung kann vielleicht dazu beitragen, dies zu verstehen und unserem Körper die Aufmerksamkeit zu gönnen, derer er bedarf.

Herzmuskelentzündung

Die Herzmuskelentzündung (Myokarditis) ist eine ernst zu nehmende Erkrankung, die Jung und Alt, Gesunde wie Menschen mit Vorerkrankungen, Männer und Frauen gleichermaßen treffen kann. Sie kann unbeachtet zu schweren lebenslangen Einschränkungen bis hin zum Tod führen. Bei einer Herzmuskelentzündung ist es ganz wichtig, die vollständige Ausheilung abzuwarten, bevor anstrengende Aktivitäten wieder aufgenommen werden. Eine Herzmuskelentzündung erleiden in Deutschland etwa ein bis zehn von 100.000 Menschen jährlich.

> Meistens sind Viren die Auslöser einer Herzmuskelentzündung.

Eine Herzmuskelentzündung ist in vielen Fällen vermeidbar. Bei einer Myokarditis liegt eine Entzündung der Herzmuskelzellen vor. Es können auch andere Teile des Herzens befallen sein, so spricht man beispielsweise bei einem Befall der Herzklappen von einer Endokarditis und bei einem Befall des Herzbeutels von einer Perikarditis. Ursache können Viren, Bakterien, Pilze oder Parasiten sein. Auch bestimmte Medikamente oder andere Erkrankungen können eine Herzmuskelentzündung bedingen. Am häufigsten sind jedoch Viren Verursacher der Erkrankung.

Die Myokarditis verläuft in drei Phasen: In der Akutphase infiltrieren die Erreger die Herzmuskelzellen, was zu ihrem Untergang führt. Es folgt die subakute Phase, in der das Immunsystem aktiviert wird und versucht, gegen die störenden Eindringlinge vorzugehen. In der abschließenden Ausheilungsphase kommt es zu einer Versteifung (Fibrosierung) des betroffenen Areals.

Dauert der Verlauf zu lange, kann es zu einer Aussackung (Dilatation) des Herzens mit einhergehender Funktionseinbuße kommen. Dies sind auch die Gründe, warum es unbedingt gilt, die Entzündung im besten Fall zu vermeiden oder so gering wie möglich zu halten – ein einmal versteiftes Herzmuskelgewebe wird nie wieder die Funktion erbringen können wie vorher. Wenn Sie den Anweisungen Ihres Arztes folgen, ist jedoch eine folgenlose Ausheilung möglich. Geduld ist allerdings gefragt – dies kann bis zu sechs Monate dauern.

Symptome Die Symptome einer Herzmuskelentzündung können ganz unterschiedlich sein. Es gibt nicht das eine Symptom, das ganz eindeutig auf eine Herzmuskelentzündung hinweist. Es gibt sogar Verläufe, die „klinisch stumm“ sind, das heißt, man bemerkt gar nicht, dass man krank ist, und der Befund kommt nur per Zufall oder bei einer späteren Untersuchung ans Licht.

Leitsymptom für die Herzmuskelentzündung ist häufig eine Leistungseinschränkung.

In aller Regel fällt eine Leistungsminderung auf. Hierbei haben grundsätzlich aktive Menschen den Vorteil, dass sie ihnen wahrscheinlich schneller auffällt als körperlich inaktiven Menschen. Weitere Symptome können vermehrte Müdigkeit, Herzrasen oder auch eine Verlangsamung des Herzschlages sowie Herzrhythmusstörungen sein.

Menschen, die ihre Herzfrequenz kennen und aufzeichnen, wie Sportler es häufig tun, bemerken dies entweder gleich morgens beim Messen des Ruhepulses oder beim Training. In diesem Fall muss das Training sofort abgebrochen und die Ursache gefunden werden. Manchmal sind auch Wassereinlagerungen in der Lunge, die zu Atemnot führen, oder in den Beinen, wenn plötzlich die Socken einschneiden, ein erstes Anzeichen.

Diagnose und Behandlung Sobald der Verdacht auf eine Herzmuskelentzündung besteht, sollten Sie sich schnellstmöglich gründlich untersuchen lassen. Der Arzt wird ein Ruhe-EKG schreiben, Blut abnehmen, um die Herzenzyme, die Erreger und weitere Entzündungsparameter zu bestimmen, und eine Ultraschalluntersuchung des Herzens anordnen. Im Ultraschall wären eine Funktionseinschränkung, Wandbewegungsstörungen und eine vermehrte Flüssigkeitsansammlung im Herzbeutel (Perikarderguss) zu erwarten. Erhärtet sich der Verdacht auf eine Herzmuskelentzündung, sollte im Verlauf eine Magnetresonanztomografie (MRT) des Herzens durchgeführt werden. Es folgt zunächst meist eine stationäre Aufnahme. Weitere Maßnahmen wie beispielsweise eine Biopsie (Probennahme) des Herzmuskels werden individuell entschieden.

Wie geht es weiter? Eine spezifische Therapie gibt es leider nicht. Körperliche Schonung mit anfänglicher Bettruhe stehen hier im Vordergrund. Ganz wichtig ist, dies unbedingt bis zur vollständigen Abheilung der Erkrankung durchzuhalten. Dabei kann es sich um einen Zeitraum von drei bis zu sechs Monaten handeln! Eventuell müssen eine Zeitlang herzunterstützende Medikamente zum Einsatz kommen. Im Falle einer viralen Ursache der Erkrankung können auch Immunglobuline oder ein Virostatikum, und im selteneren Fall eines bakteriellen Befalls Antibiotika hilfreich sein.

Achten Sie zu aller Zeit auf die Zeichen Ihres Körpers! Wenn der Körper nach Ruhe verlangt, hat das immer einen Grund. Entweder die Belastung insgesamt war gerade einfach zu viel oder aber das Immunsystem ist bereits damit beschäftigt, schädliche Eindringlinge wie Viren oder Bakterien zu bekämpfen. Macht man jetzt einfach weiter wie bisher, raubt man dem Körper nicht nur die hierfür benötigte Energie, die gesteigerte Aktivität und der damit erhöhte Blutfluss tragen auch dazu bei, dass die Krankheitserreger mehr Gelegenheit haben, den Herzmuskel und die Herzklappen anzugreifen. Darüber hinaus schwächen körperliche Aktivität oder vermehrter Stress zusätzlich das Immunsystem.

Besonders gefährdet sind beruflich stark geforderte Menschen oder ehrgeizige Sportler, die glauben, diese eine Präsentation oder dieser eine Wettkampf müsse jetzt ganz unbedingt sein – dabei ist genau das Gegenteil der Fall. Im besten Fall heilt jede sich anbahnende Erkrankung, auch eine Herzmuskelentzündung, bei ein wenig Schonung, viel Schlaf und gesunder Ernährung nach ein paar Tagen von selber wieder aus. Training und Arbeit können nach dieser kurzen Auszeit wie gewohnt wieder aufgenommen werden.

Warum Sie täglich den Ruhepuls messen sollten

Der Ruhepuls ist ein ganz wunderbarer Indikator dafür, was gerade im Körper vor sich geht. Manchmal zeigt er schon bevor man es selbst wirklich wahrnimmt an, dass etwas nicht stimmt. Das kann eine allgemeine Überlastung sein oder ein sich anbahnender Infekt. Wenn man dieser Veränderung gleich Rechnung trägt und sich schont, vielleicht aus der geplanten intensiven Trainingseinheit einen lockeren Lauf macht oder eine stressige Konferenz verschiebt, kann man im besten Fall einen drohenden Infekt im Keim ersticken. Denn das ist es ja, was wir wollen: gar nicht erst krank werden!

Messen Sie Ihren Ruhepuls gleich morgens, noch vor dem Aufstehen. Also wirklich aus der absoluten Ruhe heraus. Eine Minute lang. Dabei gibt es keinen richtigen Wert, nur den für Sie individuellen Wert. Nach einiger Zeit werden Sie ein Gefühl dafür entwickeln, was für Sie normal ist, und können so auf die entstehenden Abweichungen entsprechend reagieren und nachjustieren.

Unbeachtet kann es aber eben zu einer gefährlichen Herzmuskelentzündung kommen. Und in dem Fall heißt es statt ein paar Tagen Schonung bis zu einem halben Jahr weder Sport noch sonst eine anstrengendere Aktivität. Selbst Treppensteigen kann dann schon zu viel sein. Ist es das wirklich wert? Natürlich nicht. Also lieber mal eine Pause einlegen, als um jeden Preis bis zur völligen Erschöpfung weitermachen!

Untersuchungsmethoden

Es gehört zum Standard, dass Herzpatienten regelmäßig untersucht werden. Ich empfehle dies aber auch allen Herzgesunden in regelmäßigen Abständen. Rein präventiv und um eventuell das Training, die Ernährung oder ganz allgemein den Lebensstil ein wenig zu optimieren. Auf was es dabei ankommt und was die verschiedenen Fachausdrücke bedeuten, möchte ich Ihnen in diesem Kapitel erläutern.

Blutdruckmessung

Wahrscheinlich haben Sie bereits mindestens einmal im Leben eine Blutdruckmessung erhalten. Die Untersuchung ist einfach. Es wird eine Blutdruckmanschette um den Oberarm gelegt, mit Luft aufgepumpt und langsam wieder abgelassen. An einem Druckmessgerät kann dann ein oberer und ein unterer Wert abgelesen werden – der systolische und der diastolische Blutdruckwert, angegeben in Millimeter Quecksilbersäule (mmHg). Beide Werte sind wichtig.

> Der Blutdruckwert wird angegeben in Millimeter Quecksilbersäule, kurz mmHg.

Früher wurde mit einem Stethoskop gemessen, heute erfolgt das Ganze meist mit digitalen Blutdruckmessgeräten. Das Gerät zeigt nach der Messung die Werte inklusive der Herzfrequenz an. Bei diesem Messverfahren handelt es sich um eine indirekte Messmethode, benannt nach Riva Rocci (daher steht in Arztbriefen häufig auch einfach z. B. „RR: 120/80 mmHg“). Um eine möglichst fehlerfreie Messung zu gewährleisten, sollten folgende Punkte beachtet werden:

- Die Messung sollte im Sitzen, nach einer mindestens fünfminütigen Ruhephase erfolgen. Stress (z. B. das „Weißkittelsyndrom“), aber auch starker Harndrang können die Werte massiv verändern.
- Die Manschettengröße ist unbedingt an den Armumfang des Armes anzupassen – zu kleine Blutdruckmanschetten erzielen falsch hohe Werte und umgekehrt.
- Der Blutdruck sollte an beiden Armen (bei einigen Erkrankungen auch zusätzlich an den Beinen) und im Verlauf dann an dem Arm mit den höheren Werten gemessen werden.
- Die Blutdruckmanschette für den Arm muss auf Herzhöhe gehalten werden – dies ist insbesondere bei Messgeräten für das Handgelenk zu beachten.

Ein systolischer Wert unter 120 mmHg und ein diastolischer Blutdruck unter 80 mmHg gelten als idealer Blutdruck.

Für die Blutdruckwerte gilt gemäß der Deutschen Hochdruckliga folgende Einteilung:

- normaler Blutdruck: 120–129/80–84 mmHg
- hochnormaler Blutdruck: 130–139/85–89 mmHg
- milder Bluthochdruck: 140–159/90–99 mmHg
- mäßiger Bluthochdruck: 160–179/100–109 mmHg
- schwerer Bluthochdruck: >180/>110 mmHg

Die genauere direkte, invasive Blutdruckmessung erfordert das Einbringen eines Katethers direkt in ein Blutgefäß und ist dadurch mit viel größeren Risiken verbunden. Diese Methode wird hauptsächlich während Operationen oder auf der Intensivstation eingesetzt. Sie erlaubt eine durchgehende, sehr genaue Aufzeichnung des Blutdruckverlaufs.

Die Blutdruckmessung erfolgt bei jeder Routineuntersuchung und als Verlaufskontrolle bei bekannter arterieller Hypertonie.

Dann meist als 24-Stunden-Messung. Durch diese einfache Messung kann man auch schnell und zuverlässig die Erfolge einer gesunden Lebensstilintervention ableiten.

Herzfrequenzvariabilität (HRV)

Die Messung der Herzfrequenzvariabilität ist ein guter Parameter zur Beurteilung der Stressbelastung des Körpers. Die HRV ist ein Maß dafür, wie gut sich der der Körper den physiologischen und mentalen Anforderungen anpassen kann.

Auch wenn uns unsere Herzfrequenz ganz rhythmisch erscheint, gibt es immer minimale Abweichungen zwischen den einzelnen Pulsabständen (den Ausschlägen im EKG) im Bereich von Zehntelsekunden. Das ist die normale und gesunde Variabilität. Bei verschiedenen Erkrankungen jedoch, beispielsweise der koronaren Herzerkrankung oder auch bei chronischen Stresszuständen, nimmt diese Variabilität ab bzw. geht vollständig verloren – und das häufig schon, bevor sich die Erkrankung selbst so richtig manifestiert. Damit ist die Messung der Herzfrequenzvariabilität ein gutes Werkzeug auch der Vorsorgeuntersuchungen.

Die HRV-Messung wird zur Beurteilung der Stressbelastung Ihres Körpers eingesetzt. Der Stress kann sowohl körperlicher als auch mentaler Natur sein.

Im (Leistungs-)Sport wird diese Messung darüber hinaus zur Trainingssteuerung verwendet. Anhand der täglich gewonnenen Daten kann die Trainingsintensität an den aktuellen Gesundheitszustand angepasst werden. Wie Sie Ihre Herzfrequenzvariabilität trainieren und damit positiv beeinflussen können, erfahren Sie auf Seite 78.

Ruhe-EKG

Das Ruhe-EKG (EKG ist die Abkürzung für Elektrokardiogramm) ist eine hervorragende Methode, einen schnellen Überblick über die elektrische Herzaktivität zu liefern. Dies geschieht mit einer unterschiedlichen Anzahl an Ableitungen, am genauesten ist das 12-Kanal-EKG.

Die Elektroden werden im Liegen an Armen, Beinen und auf der Brust platziert, und innerhalb von wenigen Sekunden ist die Messung vollzogen. Wichtig sind ein gutes Anhaften der Elektroden und dass beispielsweise kein Metallbügel am BH die Ableitung stört. Auch Handys in der Nähe können die Messung stören. Ebenso darf die untersuchte Person während der Messung nicht berührt werden.

Das Ruhe-EKG gibt Auskunft über die elektrische Herzachse, die Herzfrequenz, den Herzrhythmus sowie über die Erregungsausbreitung und -rückbildung. Der Arzt kann daraus Rückschlüsse auf den Gesundheitszustand des Herzens, vorliegende Erkrankungen wie beispielsweise einen Herzinfarkt, eine Herzmuskelentzündung oder Herzrhythmusstörungen ziehen. Es ist ratsam, alle geschriebenen EKGs in einer persönlichen Patientenakte zu sammeln – sie können im Falle akuter Probleme sehr hilfreich sein.

Das Elektrokardiogramm
Dieses Verfahren ist bereits über 100 Jahre alt und nach den ersten Versuchen an einem Hund durch den Physiologen Augustus Desiré Waller (1882) im Wesentlichen auf die Mediziner Willem Einthoven, Frank Norman Wilson und Emanuel Goldberger zurückzuführen. Nach ihnen sind noch heute die Ableitungen benannt.

In aller Regel wird das Belastungs-EKG auf dem Fahrradergometer durchgeführt.

Belastungs-EKG

Wie der Name schon sagt, muss man sich für diese Form des EKGs belasten. Dies geschieht meist auf dem Fahrrad oder auf dem Laufband, es gibt aber auch mobile Geräte für Untersuchungen „im Feld“. Die saubersten EKG-Ableitungen erhält man jedoch auf dem Fahrradergometer, denn dadurch, dass dort der

Oberkörper ruhig gehalten werden kann, kommt es zu den wenigsten Verwacklungen bei der Ableitung.

Das EKG wird ähnlich wie beim Ruhe-EKG angelegt, die Dauer der Belastung richtet sich nach dem jeweiligen Fitnesszustand. Um die bestmögliche Aussagekraft der Untersuchung zu erzielen, ist es ganz wichtig, dass eine vollständige Ausbelastung erreicht wird, es sei denn, es gibt Gründe, die Belastung vorzeitig abzubrechen. Diese Gründe könnten ein zu hoher Blutdruckanstieg, Veränderungen im EKG oder ein noch nicht lange zurückliegender Herzinfarkt sein.

Die Belastung wird stufenweise bis zum Erreichen der Belastungsgrenze gesteigert, danach kommt die aktive Erholungsphase, in der zwar immer noch getreten wird, aber nur noch mit geringem Widerstand. Auch in dieser Phase werden wichtige Informationen gesammelt.

Das Belastungs-EKG kann Informationen liefern zu Durchblutungsstörungen des Herzens, die in Ruhe noch nicht sichtbar sind, zu belastungsverursachten Herzrhythmusstörungen sowie zu einem Belastungsbluthochdruck. Wenn zusätzlich parallel eine Spirometrie durchgeführt wird (man spricht dann von einer Spiroergometrie), kann der Arzt durch die Auswertung der Atemgase unter anderem die Leistungsfähigkeit von Herz- und Lungensystem beurteilen.

> Das Belastungs-EKG ist eine wichtige Untersuchung im Rahmen der kardialen Vor- und Nachsorge.

Echokardiografie

Die Echokardiografie ist eine Ultraschalluntersuchung des Herzens. Sie ist vielleicht die Königsdisziplin der nicht-invasiven Kardiologie. Mit ihr lässt sich das Herz sowohl strukturell als auch funktionell untersuchen. Herzmuskel, Herzklappen, anliegende Gefäße, ja sogar Sehnenfäden im Herzen lassen sich darstellen und beurteilen. Darüber hinaus kann die Größe bestimmt werden und daraus Rückschlüsse auf eventuelle Erkrankungen gezogen werden. Es können die Pumpfunktion und die Entspannungsfähigkeit des Herzens gemessen und Wandbewegungsstörungen gezeigt werden.

Die Echokardiografie hilft bei der Diagnose von Herzinfarkten, Herzmuskelentzündungen, krankhaften Veränderungen des Herzmuskels im Sinne einer Dickenzunahme (Hypertrophie) oder einer Art Überdehnung (Dilatation) und bei der Beurteilung von Herzklappenerkrankungen. Auch bei den angeborenen Herzfehlern und bei der Planung von Operationen kommt sie zum Einsatz.

Herzkatheteruntersuchung

Besteht der Verdacht auf eine Verengung der Herzkranzgefäße, gibt es die Möglichkeit, mittels eines Katheters zu diesen Gefäßen vorzudringen und sie unter der Verwendung von Kontrastmittel und Röntgenstrahlen darzustellen. Im selben Untersuchungsgang können dann auch eventuell vorhandene Engstellen entweder aufgedehnt (dies geschieht mit einem aufblasbaren Ballon) oder, wenn das nicht reicht, durch das Setzen eines Stents (ein röhrenartiges Metallgeflecht) aufgehalten werden. Ebenso können durch dieses Verfahren Löcher in der Herztrennwand verschlossen und sogar Herzklappen ersetzt werden.

Elektrophysiologische Untersuchung (EPU)

Die elektrophysiologische Untersuchung ist auch eine Herzkatheteruntersuchung, kommt aber bei Herzrhythmusstörungen zum Einsatz. Die die Störung verursachenden Erregungsleitungsbahnen werden ausfindig gemacht und gegebenenfalls abladiert (verödet).

Die Untersuchung trägt dazu bei, den Mechanismus der Herzrhythmusstörungen zu verstehen, und bietet gleichzeitig die Möglichkeit einer Therapie, in Form der bereits erwähnten Ablation (Verödung) der zu schnellen Leitungsbahnen oder der Implantation eines Herzschrittmachersystems. Der Eingriff erfolgt in der Regel nur mit örtlicher Betäubung an der Einstichstelle und dauert circa ein bis zwei Stunden.

Sportmedizinische Untersuchung

Die sportmedizinische Untersuchung richtet sich an alle, die mit Bewegung ihr Leben verbessern wollen. Es erfolgt eine ausführliche Anamnese, die neben Erkrankungen auch den Lebensstil inklusive Ernährungs- und Bewegungsverhalten erfasst, ein Ruhe- und Belastungs-EKG, eine Lungenfunktionsprüfung, eventuell eine Blutabnahme und eine Ultraschalluntersuchung des Herzens. Auch die anthropometrischen Daten, also Körpergröße und -gewicht sowie Fett- und Muskelanteil werden erhoben. In einem abschließenden Gespräch werden die jeweilige Belastbarkeit und konkrete Trainings- und Ernährungsempfehlungen besprochen.

> Die sportmedizinische Untersuchung richtet sich an alle, die mit Bewegung ihr Leben verbessern wollen.

Je nach Ambitionen und Trainingszustand kann es ratsam sein, über den Besuch beim Hausarzt (mit sportmedizinischer Zusatzqualifikation) hinaus eine richtige sportmedizinische Ambulanz, wie sie meist an Universitätskliniken zu finden ist, aufzusuchen. Dort gibt es mehr Testmöglichkeiten, und die dort arbeitenden Ärzte haben durch ihre tägliche Arbeit mit den unterschiedlichsten Athleten und Patienten eine große sportmedizinische Expertise.

Leistungsdiagnostik

Es empfiehlt sich, vor der Leistungsdiagnostik eine sportmedizinische Untersuchung durchzuführen, um sicherzugehen, dass eine hohe Belastung gefahrlos erfolgen kann. Die Leistungsdiagnostik kann dann je nach Sportart beispielsweise auf dem Rad, beim Laufen, auf einem Rudererergometer oder auch im Wasser erfolgen. Neben den reinen Leistungswerten (Watt oder Geschwindigkeit), werden die Atemgase, die Laktatwerte (hierzu werden kleine Tropfen Blut aus dem Ohrläppchen entnommen), die Sauerstoffsättigung, die Herzfrequenz und die glykolytische

Rate bestimmt. Aus diesen Werten kann der Sportwissenschaftler ganz genaue Informationen ziehen, um Leistungspotenziale herauszuarbeiten, die verschiedenen Trainingsbereiche zu bestimmen und um herauszufinden, wie ein Training am effektivsten gestaltet werden sollte. Auf Grundlage dieser Daten kann dann Ihr individueller Trainingsplan erstellt werden.

Wichtige Blutwerte

Um sich gesund zu verhalten und auch um den Arztbrief verstehen zu können, ist es sehr hilfreich, sich einen Überblick über die wichtigsten Blutparameter in Hinblick auf die Herzgesundheit zu verschaffen.

Blutfette

Lipide sind Fette. Für unseren Zusammenhang sind die Blutfette wichtig. Zu ihnen zählen unter anderem:

- Triglyzeride
- Cholesterin
- Phospholipide

Damit sie im Blut transportiert werden können, brauchen wir Lipoproteine. Das sind spezielle Verbindungen aus Fett, fettähnlichen Stoffen und Eiweißen (Proteinen). Zu ihnen gehören:

- Chylomikronen
- VLDL (very low density lipoproteins, Lipoproteine mit sehr niedriger Dichte)
- LDL (low density lipoproteins, Lipoproteine mit niedriger Dichte)
- HDL (high density lipoproteins, Lipoproteine mit hoher Dichte)

Dabei transportieren Chylomikronen, VLDL und LDL die Fette zu den Körpergeweben hin. Einzig HDL ist in der Lage, überschüssiges Cholesterin aufzunehmen und zurück zur Leber zu transportieren. HDL vermag sogar das Cholesterin aus bereits entstehenden Gefäßablagerungen mitzunehmen und damit die Ablagerungen zu verkleinern – es wird daher im Volksmund auch das „gute Cholesterin" genannt.

Wie es um Ihre Cholesterinwerte bestellt ist, kann Ihr Hausarzt mithilfe eines Bluttests bestimmen. Die Normwerte für HDL-Cholesterin liegen bei Frauen zwischen 45 und 65 mg/dl, bei Männern zwischen 35–55 mg/d. Diese Werte sollte Ihr LDL-Cholesterin haben:

- gesunde Menschen mit niedrigem Risiko für eine Herz-Kreislauf-Erkrankung (also ohne Risikofaktoren): unter 116 mg/dl (< 3,0 mmol/l)
- gesunde Menschen mit mäßig erhöhtem Risiko, beispielsweise durch Übergewicht oder leicht erhöhtem Blutdruck: unter 100 mg/dl (< 2,6 mmol/l)
- Menschen mit hohem Risiko, z. B. bei ausgeprägtem Bluthochdruck: unter 70 mg/dl (< 1,8 mmol/l)
- Menschen mit sehr hohem Risiko, z. B. Herzerkrankungen und mit Diabetes: unter 55 mg/dl (< 1,4 mmol/l).

Das Verhältnis von LDL und HDL sollte immer in Ordnung und die Blutfettwerte insgesamt nicht zu hoch sein. Das schützt vor Arteriosklerose (Gefäßverkalkung) und somit auch vor Herzinfarkt und Schlaganfall. Durch optimale Blutfettwerte lassen sich viele Erkrankungen vermeiden. Hat Ihr Arzt bei Ihnen zu hohe Cholesterinwerte festgestellt, können Sie nicht nur mit Medikamenten Ihren Cholesterinspiegel senken. Mit einem gesunden Lebensstil erreichen Sie ebenfalls die Senkung des LDL-Spiegels und können etwas für das „gute" HDL tun.

Durch optimale Blutfettwerte lassen sich viele Erkrankungen vermeiden.

Blutfette und Körpergewicht

Die Blutfettwerte sind in hohem Maße auch abhängig vom Körpergewicht. Wenn Sie Übergewicht abbauen müssen, ist es nötig, dem Körper weniger Energie zuzuführen, als er verbraucht. Gehen Sie langsam vor und vermeiden Sie dabei Hungerkuren und Crash-Diäten, denn Maßnahmen zur Gewichtsreduzierung dürfen keinen Mangel an notwendigen Nährstoffen provozieren. Nährstoffmangel ist immer unerwünschter Stress für den Organismus und dadurch stoffwechselbelastend sowie gefäßbelastend. Reduzieren Sie die Zufuhr von tierischen Fetten und ersetzen sie durch pflanzliche.

Herzenzyme

Die Bestimmung der Herzenzyme spielt eine wichtige Rolle bei der Diagnostik von Herzerkrankungen: Die im Blut bestimmten Herzenzyme lassen einen Rückschluss auf eine mögliche Schädigung des Herzmuskels zu, so wie es bei einem Infarktgeschehen, einer Herzschwäche oder auch bei einer Herzmuskelentzündung geschieht. Dabei werden folgende Werte unterschieden:

- Myoglobin: Dies ist der erste Biomarker, der im Blut etwa zwei Stunden nach einem Infarkt ansteigt. Er ist allerdings ungenau, da auch Schäden der Skelettmuskulatur, wie sie beispielsweise bei sehr intensivem Training auftreten, zu einem Anstieg führen können.
- Kardiales Troponin (TNI oder cTNT): Dies ist ein Proteinkomplex, der aus den Muskelzellen des Herzens bei Schädigung in das Blut freigesetzt wird. Da es allerdings erst etwa vier Stunden nach einer Gewebeschädigung im Blut ansteigt, eignet es sich nicht zur Akutdiagnostik eines Herzinfarkts. Es gibt aber nach vier Tagen einen Hinweis auf das Ausmaß des Schadens, da es mit der Größe des Infarktareals korreliert. Erst ein bis zwei Wochen nach dem Ereignis normalisiert es sich wieder.

- Creatinkinase (CK): Dieses Enzym lässt sich in spezifische Untergruppen einteilen. Die CK-MB stellt den Myokardtyp dar, zeigt also an, wie viel Herzgewebe geschädigt wurde. Auch dieser Wert ist erst etwa sechs Stunden nach einem Ereignis aussagekräftig.
- Heart-type fatty acid binding protein (h-FABP): Der Nachweis dient im Schnelltest bereits 30 Minuten nach Infarktbeginn der Diagnosefindung.
- Brain natriuretic peptide (BNP und NT-proBNP): Marker zur Beurteilung einer Herzinsuffizienz. Dieses Hormon wird fast ausschließlich im Herzen gebildet, genauer gesagt in den Herzkammern.

Elektrolyte

Die Elektrolyte sind für die Erregungsleitung im Körper unerlässlich, außerdem sind sie an der Regulation des Wasserhaushaltes beteiligt. Die wichtigsten Elektrolyte sind Natrium, Kalium, Calcium, Magnesium, Chlorid und Phosphat. Störungen des Elektrolythaushaltes beispielsweise durch starken Durchfall, starkes Schwitzen, Medikamente oder bestimmte Erkrankungen können schwerwiegende Auswirkungen von Verwirrtheitszuständen über Herzrhythmusstörungen bis hin zum Tod haben. Insbesondere einige Entwässerungsmedikamente können zu erheblichen Elektrolytverlusten führen.

Insbesondere Sportler leiden häufig unter einem Elektrolytmangel, wenn die Nahrungs- und Flüssigkeitsaufnahme nicht korrekt an das intensive Training angepasst wird.

Bei einer Blutuntersuchung werden auch die Elektrolyte bestimmt, wobei die Messung nur die im Blut zirkulierenden widerspiegelt. Aber auch bei normalen Blutwerten kann ein Mangel in der Zelle selber vorliegen. Besteht dieser Verdacht, kann eine Elektrolytgabe auch bei unauffälligen Blutwerten sinnvoll sein, sollte aber nicht ohne Rücksprache mit einem Arzt erfolgen.

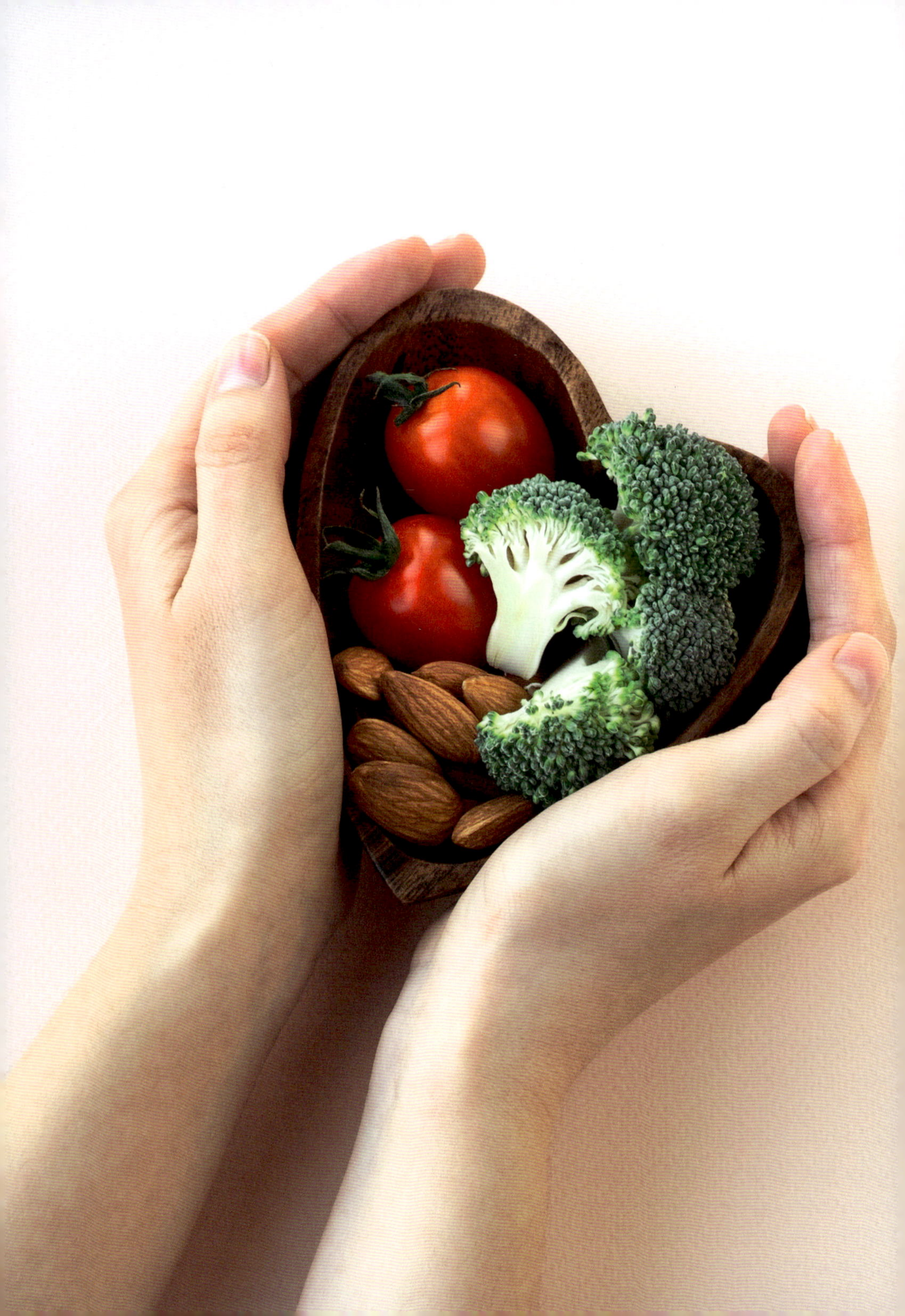

DAS SCHÜTZT UND STÄRKT IHR HERZ

Sie können so viel tun, um Ihr Herz zu stärken! Frische, abwechslungsreiche Ernährung, vitalisierende Bewegung und wohltuende Entspannung – es macht Spaß, seinen Körper zu verwöhnen! Nach der Lektüre dieses Kapitels wissen Sie ganz genau, wie ein herzgesunder Lebensstil aussieht, und können mit weniger Sorge in die Zukunft blicken.

Herzgesunde Ernährung

Die Zusammensetzung unserer Ernährung spielt eine wichtige Rolle für die Gesundheit und die Entstehung von Krankheiten.

Was hat Ernährung mit Herzgesundheit tun? Die Zusammensetzung unserer Ernährung spielt eine wichtige Rolle für die Gesundheit und die Entstehung von Krankheiten.

Eine aktuelle Studie hat sowohl den Zusammenhang einer gesunden Ernährung auf die Mortalität, also die Sterblichkeit, als auch bezogen auf das kardiovaskuläre Risiko untersucht. Insgesamt 64.000 Probanden wurden über zwölf Jahre lang regelmäßig zu ihrer Ernährung befragt. Es zeigte sich eine deutliche Reduzierung des Risikos für kardiovaskuläre Erkrankungen von sieben bis 15 Prozent und für die Gesamtmortalität von bis zu 17 Prozent, bei einer Verbesserung der Ernährung von 20 Prozent. Also je besser die Ernährung, desto geringer das Erkrankungsrisiko.

Eine gesunde Ernährung ist aber nur der erste Schritt zur Herzgesundheit. Nicht zu vergessen bleibt, dass ein gesundes Herz sich in aller Regel nicht nur auf eine gesündere Ernährung allein zurückführen lässt, sondern ein insgesamt gesünderer und aktiverer Lebensstil zu besseren Werten beiträgt. Ein Beispiel: Nicht Fleischkonsum allgemein ist verantwortlich für ein höheres Risiko, an Diabetes mellitus Typ 2 zu erkranken. Der höhere Fettanteil und das verarbeitete Fleisch, gepaart mit einer insgesamt ungünstigeren Lebens- und Ernährungsweise, sind die eigentlichen Ursachen des erhöhten Risikos. Nicht Fleisch per se also ist ungesund, es kommt auf Herkunft, Fettgehalt und Verarbeitung an. Wer also bei der Auswahl seiner tierischen Produkte sowohl auf die Herkunft (biologisch erzeugt, keine Belastung mit Antibiotika, Schwermetallen, Wachstumshormonen oder anderen Giften) als auch auf den Fettanteil achtet (ein Filetstück hat praktisch überhaupt kein Fett), darf seine Ernährung auch guten Gewissens mit tierischen Produkten gestalten.

Insgesamt wird aktuell eine Zusammensetzung der Ernährung mit folgenden Anteilen empfohlen:

- etwa 50 Prozent Kohlenhydrate
- 30–35 Prozent Fette
- 15–20 Prozent Proteine

Studien zeigten, dass die Mortalität bei diesem Kohlenhydratanteil am geringsten ist. Ein Kohlenhydratanteil von unter 40 oder über 70 Prozent hingegen steigert die Mortalität signifikant. Ergänzend spielt auch die Herkunft der Fette eine wichtige Rolle: Hier sind pflanzliche Fette zu bevorzugen.

Ein Kohlenhydratanteil von unter 40 oder über 70 Prozent steigert die Mortalität signifikant.

Wenn Sie sich nun fragen, ob Sie ein Leben lang Diät halten müssen, lautet die Antwort: nein. Verabschieden Sie sich von dem Begriff „Diät“. Er impliziert von vornherein einen Ausnahmezustand, und wer hält einen solchen schon länger als ein paar Wochen aus? Außerdem hat nahezu jede Diät den sogenannten Jo-Jo-Effekt zur Folge, das heißt, wenn Sie nicht „durchhalten“, nehmen Sie danach meist mehr zu, als Sie während der Diät verloren haben. Daher empfehle ich folgende Herangehensweise: Selbst wenn in der Vergangenheit etwas falsch gelaufen ist (denn sonst würden Sie wahrscheinlich dieses Buch nicht in Händen halten), müssen Sie jetzt keine Diät machen, sondern nur zurück zu „richtig“ finden. Der Rest regelt sich dann ganz von selber, sozusagen nebenbei. Das mag viel leichter klingen, als es wirklich ist, aber mit diesem Programm können Sie das schaffen! Mit diesem kleinen Perspektivenwechsel können Sie viel dazu beitragen, mit Freude und Wohlwollen in diesen neuen, so viel gesünderen und nach kleinen Anfangshürden auch glücklicher machenden Lebensstil zu finden. Trauen Sie sich und Sie werden sehen, wie sich nach und nach Ihr ganzes Leben zum Besseren verändert.

Und: Das Schöne an einer gesunden Ernährung ist, dass sie gar nicht kompliziert ist. Frische, ausgewogene und abwechslungsreiche Zutaten, keine Geschmacksverstärker und eine an den eigenen Verbrauch angepasste Kalorienzufuhr – viel mehr braucht es gar nicht. Essenziell ist neben einer gesunden auch eine abwechslungsreiche Ernährung. Denn so nährstoffreich ein Nahrungsmittel auch sein kann – keines liefert alle wichtigen Bausteine. Daher ist Vielfalt so wichtig.

Zunächst verschaffen wir uns einen Überblick, woraus unsere Nahrung eigentlich besteht bzw. bestehen sollte. Eine Übersicht über Makro- und Mikronährstoffe und weitere Komponenten unserer täglichen Ernährung helfen Ihnen zu verstehen, worauf es bei einer herzgesunden Ernährung ankommt.

Makronährstoffe

Zu den Makronährstoffen zählen Zucker (Kohlenhydrate), Fette (Lipide) und Eiweiße (Proteine). Sie alle dienen in unterschiedlichem Ausmaß der Energiegewinnung und haben darüber hinaus spezifische Aufgaben in unserem Körper.

Kohlenhydrate

Kohlenhydrate sind ein wichtiger Bestandteil unserer Ernährung. Ein zu geringer oder aber auch zu hoher Kohlenhydratanteil in unserer Ernährung ist mit einer erhöhten Sterblichkeit assoziiert.

Kohlenhydrate sind die wichtigsten Energielieferanten für den Menschen. Sie bestehen aus Zuckermolekülen und haben einen physiologischen Brennwert von 4 kcal pro Gramm. Man unterscheidet dabei Einfach-, Zweifach- und Mehrfachzucker. Einfachzucker sind Glukose und Fruktose, also auch der Zucker, der in Obst und Gemüse vorkommt. Ein Zweifachzucker ist beispielsweise unser Haushaltszucker, also auch der in Keksen und Schokolade. Beispiele für Mehrfachzucker sind Getreide und Kartoffeln.

Es gibt einen ganz wichtigen Unterschied: Während die Ein- oder Zweifachzucker zu einem sehr schnellen Anstieg des Blutzuckers führen, dauert das bei den Mehrfachzuckern länger, weil sie erst einmal aufgespalten werden müssen. Somit sättigen sie aber auch über einen längeren Zeitraum. Ein weiterer schöner Nebeneffekt: Nahrungsmittel, die Mehrfachzucker enthalten, wie beispielsweise Vollkornbrot oder -nudeln, enthalten gleichzeitig weitere wichtige Vitamine, Mineralien und Ballaststoffe – alles Dinge, die in Süßigkeiten eher nicht enthalten sind.

Nahrungsmittel mit Mehrfachzucker enthalten zusätzlich noch wichtige Vitamine, Mineralien und Ballaststoffe.

Achtung: Ein gewisser Blutzuckerspiegel ist lebensnotwendig! Wird ein bestimmter Grenzwert unterschritten, wie es beispielsweise passieren kann, wenn die Ernährung nicht auf die täglichen Anforderungen oder das Training angepasst wird, produziert der Körper selber Glukose, indem er Proteine abbaut – kein wünschenswerter Zustand.

Leider haben Kohlenhydrate einen nicht allzu guten Ruf, dabei braucht sie der Körper unbedingt! Ihr Anteil an der Ernährung sollte bei etwa 50 Prozent liegen; Mehrfachzucker sollten den größten Anteil ausmachen.

Wer regelmäßig Vollkorn zu sich nimmt, stärkt sein Herz und ist besser vor einem Herzinfarkt geschützt.

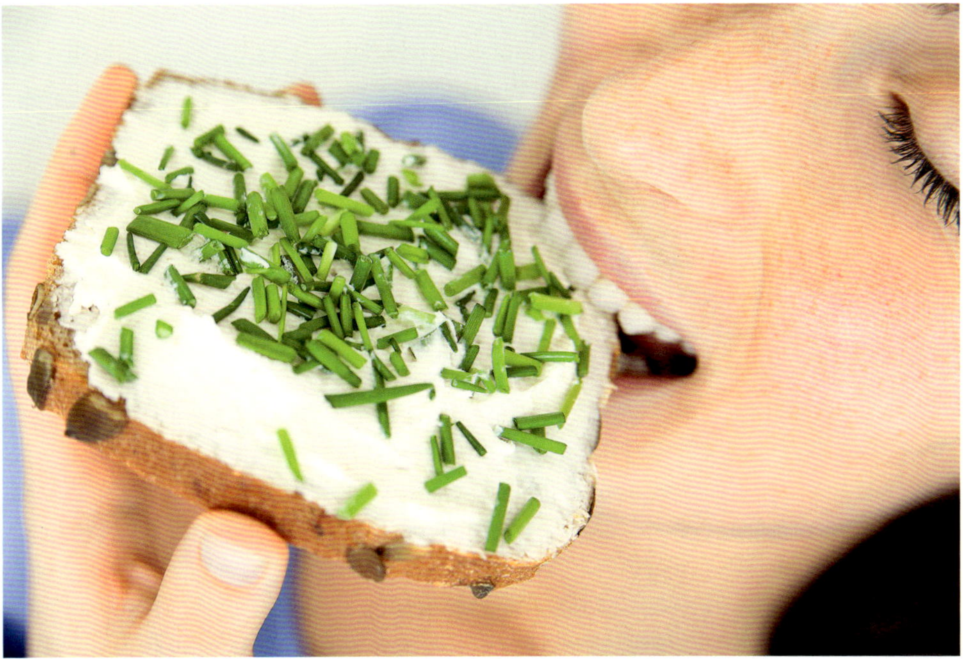

Gute Kohlenhydratlieferanten

- Getreideprodukte, z. B. Haferflocken
- Vollkornprodukte
- Reis, Nudeln, Kartoffeln
- Brot
- Gemüse und Obst

Tierische Lebensmittel enthalten übrigens viel weniger Kohlenhydrate als pflanzliche, da Tiere, wie wir Menschen auch, ihre Energie vorwiegend in Form von Fett speichern.

Ballaststoffe Ballaststoffe sind unverdauliche Bestandteile pflanzlicher Nahrungsmittel und dienen der Sättigung sowie einer guten Verdauung und einer gesunden Darmflora. Sie erhöhen das Stuhlvolumen und regen die Darmbewegung an. Ballaststoffreiche Nahrung passiert den Darm schneller, wodurch weniger Giftstoffe gebildet werden. Zusätzlich binden Ballaststoffe auch Giftstoffe und Cholesterin im Darm und beugen Gallensteinen vor.

Ballaststoffe helfen vor Gefäßverkalkungen zu schützen, stärken das Immunsystem und reduzieren Entzündungen im Körper.

Auch für unser Herz sind Ballaststoffe gut: Bei ihrer Zersetzung im Darm durch Bakterien entstehen kurzkettige Fettsäuren, die ins Blut gelangen und vor Gefäßverkalkungen schützen. Gleichzeitig wird das Immunsystem gestärkt, Entzündungen werden reduziert und der Blutdruck gesenkt.

Ballaststoffe sind nur in pflanzlichen Lebensmitteln enthalten, nicht in tierischen. Viele Ballaststoffe befinden sich z. B. in Vollkornprodukten, Müsli, Obst, Kartoffeln und Gemüse. Die Deutsche Gesellschaft für Ernährung (DGE) empfiehlt, mindesten 30 Gramm Ballaststoffe täglich mit den Mahlzeiten aufzunehmen. Das lässt sich relativ leicht umsetzen, wenn Sie täglich mindestens drei Portionen (drei Handvoll) Gemüse oder Hülsenfrüchte und zwei Portionen Obst essen. Zusätzlich sollten bei den Beilagen häufig Vollkorngetreideprodukte gewählt werden. Sogar bei den Snacks gibt es ballaststoffreiche Varianten: Nüsse, Kerne und Trockenobst enthalten viele Ballaststoffe. In der folgenden Tabelle finden Sie Ideen, wie Sie Ihre Ballaststoffzufuhr erhöhen können.

Tauschtabelle für Ballaststoffe

BALLASTSTOFFARM	BALLASTSTOFFREICH
Cornflakes	Basismüsli
Buttertoast	Vollkorntoast
Mischbrot	Vollkornbrot
heller Reis	Quinoa
Blattsalat	Karottensalat
Spinat	Rotkohl
Apfelsaft	Apfel
Banane	Ananas
Erdnussflips	Nüsse
Gemüsesuppe	Linseneintopf
Vanillepudding	Rote Grütze

Übrigens: Sollten Sie von heute auf morgen Ihre Ernährung von einer ballaststoffarmen auf eine ballaststoffeiche Ernährung umstellen, müssen Sie damit rechnen, dass der Darm eine Zeit der Eingewöhnung benötigt. Wenn es zunächst zu vermehrten Blähungen kommt, hören Sie nicht gleich wieder auf mit Müsli und Co.: Nach einer Weile hat sich Ihr Darm daran gewöhnt, kräftiger zu arbeiten, und der Nebeneffekt verschwindet wieder. Übrigens: Bei einer hohen Ballaststoffaufnahme ist eine ausreichende Flüssigkeitsaufnahme wichtig!

Fette

Ein zu hoher Anteil an Fetten im Blut fördert die Entstehung von Herzerkrankungen erheblich. Es kann durch Ablagerungen zu gefährlichen Gefäßverengungen bis hin zum Herzinfarkt kommen, ebenso fördert ein zu hoher Fettanteil das Vorkommen von Bluthochdruck.

Der Ruf der Fette ist sicherlich noch schlechter als der der Kohlenhydrate, aber auch die Fette sind ein ganz wichtiger Bestandteil unserer Ernährung. Sie sind mit 9 kcal pro Gramm ein guter Energieträger, wichtig für unser Nervensystem und unterstützen unser Immunsystem. Der Anteil an unserer Nahrung sollte 30–35 Prozent betragen.

Man unterscheidet gesättigte und ungesättigte Fettsäuren. Beide sind wichtig, aber es kommt auf das Verhältnis an. Während die gesättigten Fettsäuren, bekannt als die „schlechten Fette", wie sie beispielsweise in Frittiertem vorkommen, in zu großen Mengen der Gesundheit schaden, wirken sich die ungesättigten Fettsäuren nachweislich positiv auf unsere Gesundheit aus, insbesondere für unser Herz und das Gefäßsystem.

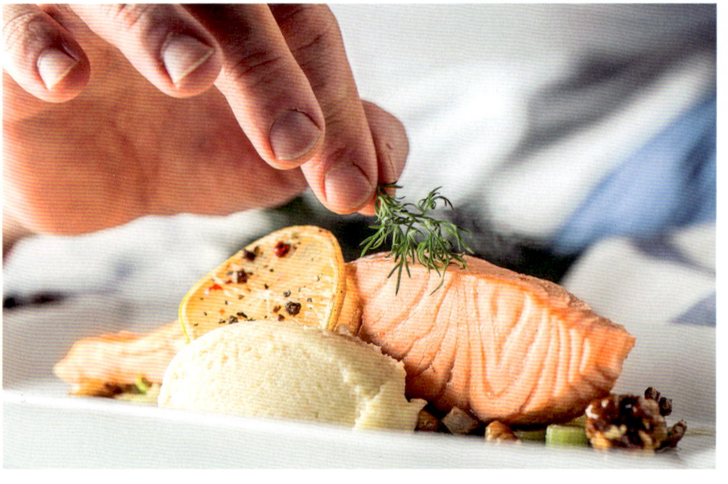

Fetter Fisch wie Lachs ist reich an Omega-3-Fettsäuren, die Arterienverkalkung vorbeugen. Ideal sind zwei Fischmahlzeiten pro Woche.

Einfach ungesättigte Fettsäuren, wie sie reichhaltig in pflanzlichen Ölen vorkommen, braucht der Körper, um fettlösliche Vitamine aufzunehmen. Darüber hinaus vermögen sie sogar den Cholesterinspiegel im Blut zu senken.

Omega-3-Fettsäuren helfen dabei, die Fließeigenschaften des Blutes zu verbessern. Unter die mehrfach ungesättigten Fettsäuren fallen die Omega-3- und die Omega-6-Fettsäuren. Auch hier kommt es auf das richtige Verhältnis an: Empfohlen werden ein Teil Omega-3- und fünf Teile Omega-6-Fettsäuren, bei insgesamt 0,5 Prozent Anteil an der Gesamtenergiezufuhr. Sie stabilisieren die Zellwände und wirken blutdruckregulierend, darüber hinaus wird ihnen zugesprochen, die Entzündungsneigung zu reduzieren.

Dann gibt es noch die sogenannten Transfette: Sie sind wirklich ungesund. Transfette entstehen bei zu starker Erhitzung von ungesättigten Fettsäuren (so kann also auch das gesunde Olivenöl plötzlich ungesund werden, wenn es zu heiß wird), und man findet sie in nicht nur in Chips und Süßigkeiten, sondern auch in Pommes frites, frittierten Teigwaren oder sogar frittiertem Gemüse. Transfette wirken sich ganz schlecht auf die Blutfettwerte aus und stehen so im Zusammenhang mit Herz- und Gefäßerkrankungen.

Es gilt also daher, nicht generell auf Fette möglichst zu verzichten. Es kommt vielmehr darauf an, welche Fette Sie zu sich nehmen. Hier haben pflanzliche Fette ganz klar die besseren Eigenschaften. Sie sind reich an einfach und mehrfach ungesättigten Fettsäuren. Wählen Sie Olivenöl und Nüsse statt Butter und Schokolade, und der Fettgehalt Ihrer Ernährung kehrt sich ganz schnell zu den „guten Fetten“ um.

Sie müssen nicht generell auf Fette verzichten, es kommt vielmehr darauf an, welche Fette Sie zu sich nehmen.

Gute Fettlieferanten

Tierische Quellen:

- Fisch und Eier
- Schinken, Käse, Milchprodukte

Pflanzliche Quellen:

- Pflanzenmargarine, Öle
- Nüsse und Samen

Eiweiß

Proteine machen nicht nur satt, ohne dick zu machen, sie sind auch für ganz viele wichtige Funktionen im Körper essenziell. Ihr physiologischer Brennwert liegt bei 4 kcal pro Gramm. 15–20 Prozent unserer Nahrung sollte aus Proteinen bestehen.

Allgemein bekannt ist ihre Funktion bei der Regeneration und Wiederherstellung von Gewebeverletzungen der Muskulatur. Proteine haben unter anderem eine Aufgabe als Strukturprotein (z. B. Collagen) und damit für die mechanische Stabilität von Organen und Gewebe. Weniger bekannt sind aber die Funktionen beim Transport von Substanzen im Blutplasma (z. B. von schlecht wasserlöslichen Substanzen) sowie im Immun- und Blutgerinnungssystem als Hormone und Enzyme. Proteine sind die wichtigsten biochemischen Funktionsträger in unserem Körper.

Proteine bestehen aus Aminosäuren. Auch bei den Aminosäuren gibt es essenzielle, also solche, die mit der Nahrung zwingend aufgenommen werden müssen, und solche, die der Körper selber aus anderen Bausteinen zusammensetzen kann, die nicht-essenziellen Aminosäuren. Nicht alle eiweißreichen Lebensmittel enthalten alle essenziellen Aminosäuren. Daher ist auch hier eine ausgewogene und abwechslungsreiche Ernährung unerlässlich. Es gibt aber einige wenige Nahrungsmittel, die alle essenziellen Aminosäuren enthalten, die der menschliche Körper benötigt. Sie gelten daher als vollständige Proteinquelle. Beispiele hierfür sind Hühnereier und Pistazien.

Nur eine abwechslungsreiche Ernährung gewährleistet die Aufnahme aller essenziellen Aminosäuren.

Tierisches Protein kann grundsätzlich vom Körper besser umgesetzt werden als pflanzliches und hat damit eine höhere biologische Wertigkeit. Das bedeutet, dass man weniger tierisches als pflanzliches Protein zu sich nehmen muss, um am Ende zu den gleichen Werten zu gelangen. Als Referenz wurde das Hühnerei mit einem Wert von 100 gleichgesetzt. Die anderen Protein-Bewertungen der biologischen Wertigkeit orientieren sich daran.

Die Kombination verschiedener Nahrungsmittel kann die biologische Wertigkeit jedoch erhöhen. Das funktioniert, indem sich die Aminosäuren-Zusammensetzungen der jeweiligen Proteine ergänzen und somit gegenseitig aufwerten. Viele traditionelle Speisenzusammenstellungen führen zu einer Ergänzungswirkung, z. B. 52 Prozent Bohnen (biologische Wertigkeit 82) und 48 Prozent Mais (biologische Wertigkeit 72) führen gemeinsam zu einer biologischen Wertigkeit von 101.

Die optimale Proteinzufuhr für normalgewichtige Erwachsene beträgt je nach Studie 0,8–1,2 Gramm pro Kilogramm Körpergewicht. Der Bedarf gilt für Normalgewichtige. Übergewichtige brauchen nicht mehr Protein, Schwangere und Stillende hingegen schon. Auch Leistungssportler brauchen bei intensivem Ausdauertraining 1,2–1,5 g Protein pro Kilogramm Körpergewicht und Kraftsportneulinge täglich zwischen 1,6–2 g Protein pro Kilogramm Körpergewicht.

Der Bedarf an essenziellen Aminosäuren und damit Proteinen kann durch tierische oder eine geeignete Kombination verschiedener pflanzlicher Proteine vollkommen gedeckt werden. Eine zusätzliche Zufuhr über Nahrungsergänzungsmittel ist in aller Regel nicht notwendig.

Eine besonders hohe biologische Wertigkeit hat die Kombination aus Hühnerei und Kartoffeln.

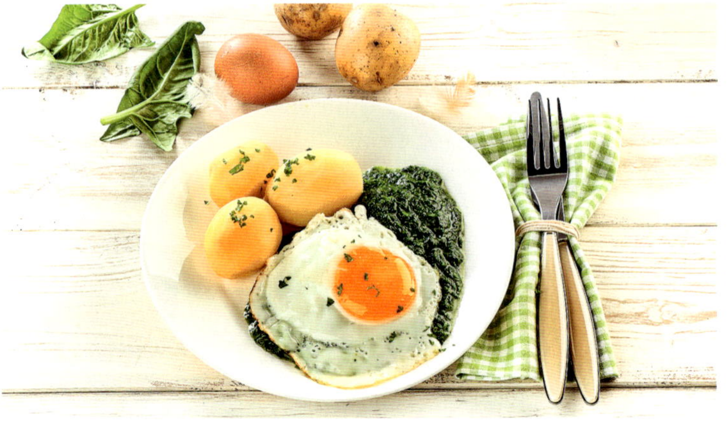

Gute Eiweißlieferanten

Tierische Quellen:

- mageres Fleisch, Geflügel, Fisch und Eier
- Milch und Milchprodukte (fettreduziert)

Pflanzliche Quellen:

- Hülsenfrüchte, z. B. Soja, Linsen, Erbsen
- Nüsse und Samen
- Pilze

Besser bio!

Generell tun Sie sich etwas Gutes, wenn Sie Ihre Lebensmittel sorgfältig aussuchen, auf Qualität und Frische achten und saisonale Produkte bevorzugen. Wenn Sie dabei so oft wie möglich Gemüse, Obst und Vollkornprodukte aus biologischem Anbau wählen, können Sie zusätzlich zur guten Versorgung Ihres Organismus auch noch einen ökologischen Beitrag leisten. Auch bei Milchprodukten, Eiern, Fisch, Fleisch und Geflügel sollten Sie auf Biosiegel achten. Inzwischen erhalten Sie Bioprodukte nicht mehr nur in Bioläden, sondern auch im Supermarkt zu einem nur wenig höheren oder teilweise sogar gleichen Preis wie konventionelle Lebensmittel.

Obst, Gemüse und Salat aus biologischem Anbau sind meist schmackhafter, da sie mehr Zeit zum Wachsen und Reifen bekommen. Zudem werden sie nicht mit Pestiziden und anderen Schadstoffen behandelt, da ökologisch arbeitende Betriebe und Bio-Bauernhöfe generell auf diese Art der Schädlingsbekämpfung verzichten. Dadurch ernähren Sie nicht nur sich selbst wesentlich gesünder, sondern schonen auch die Umwelt.

Artgerechte Haltung und Fütterung ist gut für die Tiere und hat auch Einfluss auf Milch und Fleisch. Die Milch enthält aufgrund des hohen Anteils von frischem Gras mehr Omega-3-Fettsäuren. Das Fleisch ist fester, saftiger und weist auch nach dem Braten mehr Substanz auf als Fleisch aus Massentierhaltung. Beim Kauf von Fisch und Meerestieren können Sie sich an dem blauen MSC-Siegel (Marine Stewardship Council) orientieren.

Mikronährstoffe

Was erst einmal etwas speziell klingt, ist letztlich nur das, was wir täglich auf dem Teller haben, nur eben in seine Einzelteile unterteilt und unter dem Mikroskop betrachtet. Unter die Mikronährstoffe fallen Vitamine und Spurenelemente, Begriffe, die Ihnen sicher vertrauter klingen. Darüber hinaus sind auch die sogenannten sekundären Pflanzenstoffe ein ganz wichtiger Bestandteil einer herzgesunden Ernährung.

Vitamine, Spurenelemente und sekundäre Pflanzenstoffe zählen zu den Mikronährstoffen.

Übersicht Mikronährstoffe

BEZEICHNUNG	VITAMINE	SPURENELEMENTE	SEKUNDÄRE PFLANZENSTOFFE
Aufgaben	• Beeinflussung des Immunsystems • Regulierung der Verwertung von Nahrungsbausteinen • Aufbau von Körpergewebe	Spurenelemente sind an vielen lebenswichtigen Prozessen beteiligt. Sie helfen bei der Bildung von beispielsweise Knochen, Zähnen, Blutzellen und Hormonen, aber auch bei der Reizweiterleitung im Nervensystem oder der Erregbarkeit im Muskel.	Sie wirken • antikanzerogen • antimikrobiell • antioxidativ • antithrombotisch • antiinflammatorisch • immunmodulierend • blutdruckregulierend • cholesterinsenkend • blutzuckerstabilisierend
Vorkommen	Vitamine müssen fast ausschließlich mit der Nahrung aufgenommen werden, der Körper kann sie nicht selber herstellen, sie sind essenziell. Obst, Gemüse und viele tierische Produkte sind gute Vitaminquellen. Wichtig ist jedoch, dass sie frisch und nicht total verkocht zu sich genommen werden.	insbesondere in tierischen Produkten, Vollkornprodukten und Nüssen	in allen pflanzlichen Nahrungsmitteln – je unbehandelter und frischer, desto besser
Beispiele	Vitamin A, B (B-Komplex, bestehend aus acht Untergruppen), C, D, K	Eisen, Folsäure, Jod, Zink	Phytosterine, Terpene, Polyphenole, Glykoside, Flavanoide

Vitamine

Heute sind 20 Vitamine bekannt. Vitamine unterteilt man in wasserlösliche und fettlösliche Vitamine:

- Fettlösliche Vitamine (E, D, K und A) können gespeichert werden. Das hat den Vorteil, dass sie nicht fortwährend mit der Nahrung aufgenommen werden müssen, allerdings auch den Nachteil, dass es auch zu einer gefährlichen Überversorgung (Hypervitaminose) kommen kann, wenn man zu viel davon zu sich nimmt. Dies geschieht aber nur, wenn die Vitamine über Nahrungsergänzungsmittel und nicht durch eine normale natürliche Ernährung zugeführt wurden.
- Wasserlösliche Vitamine (C und B-Komplex) können nicht gespeichert werden (außer Vitamin B12). Das hat den Nachteil, dass sie fortwährend mit der Nahrung zugeführt werden müssen. Ein berühmtes Beispiel hierfür ist der gefürchtete Skorbut, eine Vitamin-C-Mangelerkrankung bei Seefahrern. Hier kann es nicht zu Überdosierungen kommen.

Eine Unterversorgung (Hypovitaminose) mit Vitaminen ist in Europa außer bei Alkoholikern sehr unwahrscheinlich. Zwar können auch alte Menschen, Raucher und Vegetarier ein wenig mehr gefährdet sein als andere, doch wer sich normal ernährt, führt automatisch alle wichtigen Bausteine zu. Achtung jedoch bei einer veganen Ernährung: Hier muss zwingend Vitamin B12 zugeführt werden, da es nur über tierische Produkte aufgenommen werden kann, die Veganer ja komplett vermeiden.

Vegetarisch/vegan – ja oder nein?

Eine vegetarische Ernährung ist auch ohne den Einsatz von Nahrungsergänzungsmitteln möglich, muss jedoch gut durchdacht sein. Um nicht in ein Nährstoffdefizit zu gelangen, müssen Vegetarier noch genauer auf die Ernährung schauen als Nicht-Vegetarier. Eine vegane Ernährung führt ohne eine künstliche Vitamin-B12-Zufuhr zu Mangelzuständen.

Wenn Sie sich gesund und ausgewogen ernähren, nehmen Sie in der Regel ausreichend Vitamine zu sich.

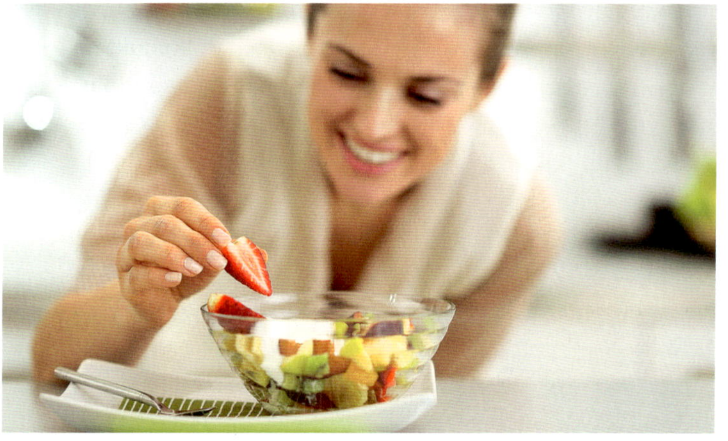

Zusätzlich zu einer ausgewogenen Ernährung müssen Vitamine lediglich in Schwangerschaft und Stillzeit und bei wenigen Krankheiten über Nahrungsergänzungsmittel zugeführt werden. Ansonsten reicht eine ausgewogene und abwechslungsreiche Ernährung vollkommen aus.

Spurenelemente

Mangel an Spurenelementen kann zu erheblichen gesundheitlichen Problemen führen.

Spurenelemente sind kleinste Bestandteile der Nahrung und für den Menschen unerlässlich. Ein Mangel an Spurenelementen kann zu erheblichen gesundheitlichen Problemen führen. Bekannte Beispiele sind der Eisenmangel, eine Störung des roten Blutfarbstoffs, die Sauerstoffmangel und Leistungsminderung zur Folge haben kann, und Jodmangel, der zu einer Funktionsstörung der Schilddrüse mit weitreichenden Folgen führen kann.

Spurenelemente kommen in ausreichender Menge in der Nahrung vor. Aber Achtung: Sie sind alle wasserlöslich, das heißt für die Zubereitung: möglichst nur mit einer geringen Wassermenge blanchieren anstatt „totzukochen“ – ansonsten hat das Kochwasser anschließend mehr Nährstoffe als das darin gekochte Gemüse ...

Auch die Mineralstoffquelle hat Auswirkungen auf die Verwertbarkeit. Ein Beispiel: Obwohl pflanzliche Produkte manchmal sogar mehr Eisen enthalten als tierische, kommt davon weniger im Körper an, weil die Aufnahme für den menschlichen Organismus schwerer ist. Das sollten Sie wissen und bei der Berechnung der Nährstoffmengen bedenken.

Es gibt aber auch ein paar Tricks, die für eine bessere Aufnahme sorgen: Die zusätzliche Einnahme von Vitamin-C-haltigen Lebensmitteln fördert die Eisenaufnahme, die zeitgleiche Einnahme von Milchprodukten hemmt sie. Trennen Sie außerdem eisenreiche Mahlzeiten und den Genuss von Kaffee, schwarzem oder grünem Tee zeitlich voneinander – die Gerbstoffe in den Getränken reduzieren die Eisenaufnahme.

Sekundäre Pflanzenstoffe

Sekundäre Pflanzenstoffe dienen Pflanzen als Abwehr-, Farb-, Duft- und Aromastoffe sowie als Wachstumsregulatoren. Beim Menschen reicht ihre Wirkung von antimikrobiell, antioxidativ, antithrombotisch, antiinflammatorisch bis hin zu immunmodulierend, blutdruckregulierend, cholesterinsenkend und blutzuckerstabilisierend. Kurz gefasst: Sekundäre Pflanzenstoffe sind unerlässlich für die Gesundheit.

Sekundäre Pflanzenstoffe wirken über die Nahrung oder werden in Medikamente eingebaut, beispielsweise Herzglykoside aus dem Fingerhut oder Atropin aus der Tollkirsche. Diese Beispiele zeigen aber auch den in der falschen Dosierung giftigen Aspekt mancher sekundären Pflanzenstoffe.

Die Art der Zubereitung stellt einen wichtigen Anteil an der Verfügbarkeit für den menschlichen Organismus dar. Am wertvollsten bleiben die Bestandteile auch hier in frischer, roher und möglichst unbehandelter Form.

> Die Art der Zubereitung beeinflusst auch den Anteil der wertvollen Inhaltsstoffe.

Weitere Tipps

Salz und Zucker

Mit Salz und Zucker verhält es sich wie mit den meisten Nahrungsbestandteilen: Sie sind absolut wichtig für unsere Ernährung, aber auf die Menge kommt es an. Beide Nahrungsbestandteile sind keinesfalls als „Gift" einzustufen, wie es leider manchmal geschieht. Vielmehr gilt: Die Dosis macht wie immer das Gift.

Während zu viel Salz über ein Zurückhalten von Wasser im Körper einen Bluthochdruck verstärken, zu Wassereinlagerungen führen und eine Herzinsuffizienz verschlechtern kann, macht zu viel Zucker dick und begünstigt die Entstehung von Bluthochdruck und Diabetes, der wiederum die Gefäßwände schädigen kann. Ein Mangel an Salz in der Nahrung kann massive Herzrhythmusstörungen bedingen und zu Muskelkrämpfen führen, zu wenig Zucker führt zu Zittern, Leistungseinbußen bis hin zu Verwirrtheitszuständen.

Zucker ist ein völlig natürliches Lebensmittel, das auch viel in Obst, Gemüse und Getreide enthalten ist – nicht nur in Süßigkeiten, wie manchmal fälschlicherweise angenommen. Also haben Sie bitte keine Angst vor diesen Nahrungsbestandteilen, aber dosieren Sie sie mit Bedacht. Die richtige Menge hängt dabei immer individuell vom Ausmaß der Bewegung ab.

Getränke

Achtung vor verstecktem Zucker in Mischgetränken.

So lebenswichtig eine ausreichende Flüssigkeitszufuhr ist, so tückisch können aber auch die versteckten Krankmacher in Getränken sein. Während Sie mit Wasser und ungesüßtem Kräuter- oder Früchtetee grundsätzlich alles richtig machen, gilt bei manch anderem Getränk Vorsicht: Limonaden und fertige Mischgetränke enthalten viel Zucker oder Süßungsmittel und sollten daher immer die Ausnahme bleiben.

Während ein Direktsaft nur die Süße aus Früchten enthält, ist in manchen anderen Säften und Nektar noch zusätzlich Zucker zugefügt. Daher ist immer dem Direktsaft der Vorzug zu geben, dennoch sollte auch hier ein Glas pro Tag nicht überschritten werden. Das Vitamin C in Fruchtsäften verbessert die Eisenaufnahme.

Milch: In Maßen gut, Sie sollten jedoch bedenken, dass Milchprodukte die Aufnahme von Eisen (wichtig für den Sauerstofftransport im Blut) vermindern, also nehmen Sie sie besser in zeitlichem Abstand zu eisenreichen Mahlzeiten zu sich.

Kaffee galt früher als ungesund, aber das wurde mittlerweile widerlegt. Zwar kann Kaffee die Herzfrequenz steigern und auch den Blutdruck ein wenig erhöhen, aber so gering, dass selbst für Menschen mit Bluthochdruck meist keine Einschränkungen gelten. Erst bei extrem hohen Blutdruckwerten wird von einem höheren Kaffeekonsum abgeraten.

Kaffee, schwarzer und grüner Tee: In Maßen (3–4 Tassen am Tag) absolut erlaubt, allerdings möglichst mit Abstand zu eisenreichen Mahlzeiten, denn die Aufnahme des Eisens wird vermindert. Auch Zink und Kalzium werden bei zeitgleichem Kaffee- oder Teekonsum schlechter aufgenommen.

Kaffee, Tee, Milch, Cola und Rotwein erschweren die Eisenaufnahme.

Alkohol am besten vermeiden!

Alkohol ist ein Zellgift und sollte grundsätzlich und wenn überhaupt nur sparsam konsumiert werden, ansonsten schadet es der Gesundheit. Bereits 100–200 g Alkohol pro Woche verkürzen die Lebenserwartung. Der Konsum von Alkohol kann Herzrhythmusstörungen auslösen, zu einer Herzmuskelschwäche führen oder Bluthochdruck bedingen.

Aber nicht nur für das Herz ist der Alkohol schädlich. Ebenfalls negativ beeinflusst werden das Immunsystem und die Haut sowie die sexuellen Funktionen. Darüber hinaus kann er sich negativ auf viele Organfunktionen, insbesondere des Gehirns, des Magen-Darm-Trakts und der Leber auswirken. Alkoholfreie Biere oder Sekte bieten mittlerweile eine gute Alternative.

Das richtige Gewicht

Übergewicht, besonders das überschüssige Bauchfett, ist ein unnötiges, aber vermeidbares Gesundheitsrisiko für Ihr Herz. Es bewirkt stetige Entzündungsvorgänge, die die Gefäße schädigen, darüber hinaus begünstigt es den Bluthochdruck. Durch die meist einhergehende Erhöhung auch der Blutfette kommt es vermehrt zu Ablagerungen in den Gefäßen.

Diät heißt nichts anderes als gesunde Lebensführung.

Ein Problem beim Abnehmen ist allerdings der Langzeiterfolg: Oft ist der Gewichtsverlust nicht von Dauer. Es ist also letztendlich nicht so wichtig, für welche Diät Sie sich entscheiden. Wer abnehmen will, sollte die Diät wählen, die dem ursprünglichen Sinn des Wortes entspricht: „Diät" heißt nichts anderes als gesunde Lebensführung. Wichtiger als die Art der Diät, mit der man schnell die ersten Pfunde loswerden kann, ist das Verhalten danach. Nur mit einer dauerhaften Umstellung der Ernährungs- und Lebensgewohnheiten kann man das reduzierte Gewicht auch langfristig halten. Crash-Diäten sind in der Regel einseitig und ersetzen auf Dauer keine gesunde und ausgewogene Ernährungsweise. Denn nicht nur die Menge, auch die Qualität von Nahrungsmitteln ist wichtig.

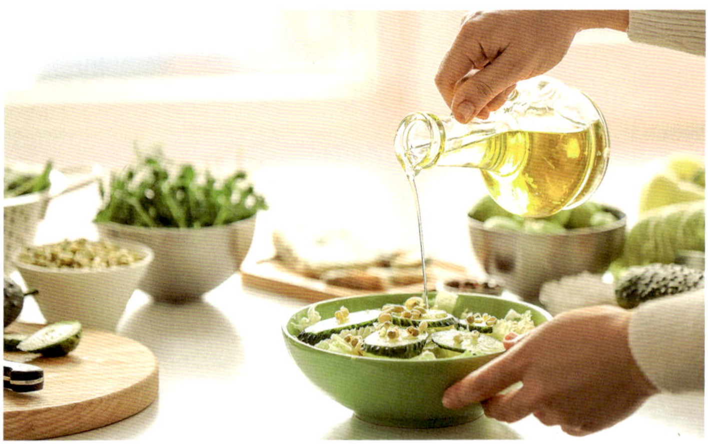

Gesunde Fette, wie sie in Olivenöl zu finden sind, sind wichtiger Bestandteil der herzgesunden Ernährung.

Wenn Sie entschieden haben, dass Sie über ein gesundes Gewicht Ihren Blutdruck senken möchten, fragen Sie bei Ihrer Krankenkasse nach Präventionskursen im Bereich Ernährung nach. Ein Tipp: Pro abgenommenem Kilogramm Körpergewicht sinkt der Blutdruck um mindestens 1–2 mmHg. Wenn Sie zehn Kilogramm geschafft haben, können Sie sogar mit einer Senkung von 8–15 mmHg rechnen.

Herzgesund essen – die mediterrane Ernährung

Die mediterrane Kost beschreibt einen Ernährungsstil, der, wie der Name schon verrät, in den Ländern Südeuropas vielerorts praktiziert wird: Olivenöl, Nüsse, viel Gemüse, Kräuter, Hülsenfrüchte, Getreideprodukte, Obst und Fisch. Gemäßigt werden mageres Fleisch und Milchprodukte verzehrt. Sogar moderater Weinkonsum ist erlaubt.

Bereits Ende der 1940er-Jahre wurde von der Rockefeller-Stiftung eine Studie im Auftrag der griechischen Regierung durchgeführt. Eigentlich wollte man die Untersuchung nur für Entwicklungshilfemaßnahmen auf der Insel Kreta durchführen. Jedoch waren die Ergebnisse überraschend: Die kretische Bevölkerung hatte eine überdurchschnittlich hohe Lebenserwartung (sogar die höchste in Europa) und litt nur äußerst selten unter Erkrankungen der Herzkranzgefäße – ihrer Ernährungsform konnte ein herz- und gefäßschützender Effekt bei kardiovaskulär gefährdeten Menschen nachgewiesen werden. Der positive Effekt wird dem höheren Anteil an ungesättigten Fettsäuren, wie sie im Olivenöl und den Nüssen vorkommen, im Vergleich zu einer Ernährung mit einem Großteil gesättigter Fette zugeschrieben.

Die Kreter ernährten sich zum Untersuchungszeitpunkt vor allem von Getreide, meist in Form von Brot, außerdem von Gemüse, Obst, Kartoffeln und Nüssen. Das Fleisch stammte zum Zeitpunkt der Untersuchung von Schafen, Ziegen und Hühnern.

Es wurde jedoch nicht täglich gegessen. Dagegen aß man fast jeden Tag Fisch – wie bei Küstenbewohnern üblich. Als Fett kam hauptsächlich Olivenöl zum Einsatz, das nahezu 40 Prozent ihres Kalorienbedarfs deckte. Nur 12 Prozent der Energie stammte aus Eiweißprodukten, der Rest der Kohlenhydrate aus Getreide, Gemüse und Früchten. Als man schließlich 30 Jahre lang sieben Länder (ehemaliges Jugoslawien, Niederlande, Finnland, die USA, Japan, Italien und Griechenland) hinsichtlich ihres Ernährungsverhaltens untersuchte, fand man wieder, dass die Ernährungsweise in Griechenland und Süditalien Herz-Kreislauf-Erkrankungen vorbeugt und die Lebenserwartung insgesamt erhöht.

Die Ernährungsweise in Griechenland und Süditalien beugt Herz-Kreislauf-Erkrankungen vor und erhöht die Lebenserwartung insgesamt.

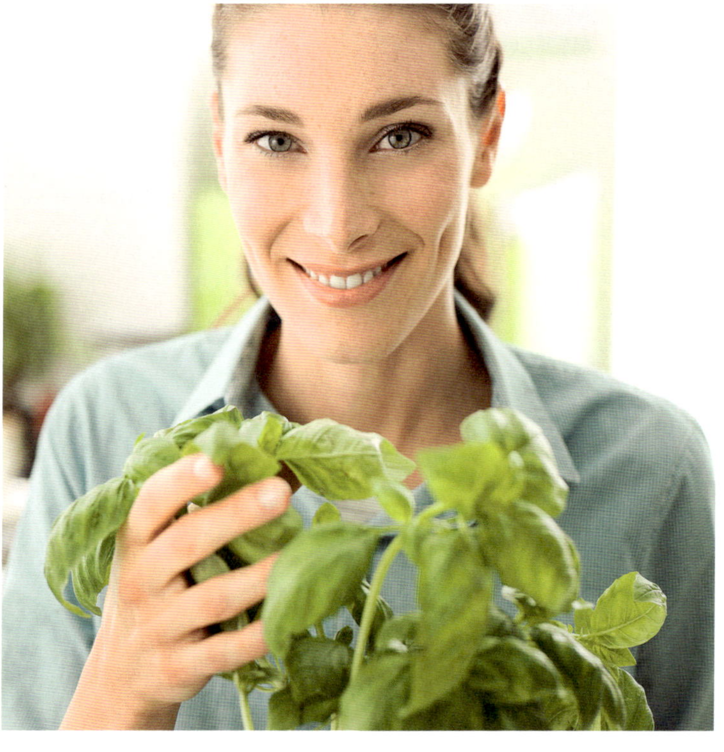

Frische Kräuter: Nicht nur lecker, sondern auch ein wichtiger Bestandteil der mediterranen Ernährung.

Das Interesse an Kreta stieg weiter: Man ließ 300 infarktgefährdete Patienten normal weiteressen, weitere 300 ernährten sich nach dem Vorbild eines traditionellen Kreters. Bereits nach zwei Monaten, also extrem schnell, machte sich eine Schutzwirkung bei der „Kreta-Gruppe“ bemerkbar: Die medizinischen Werte verbesserten sich deutlich. Nach zwei Jahren waren die Unterschiede so deutlich, dass die Studie aus ethischen Gründen abgebrochen wurde: Man wollte die „Normalesser“ nicht weitermachen lassen wie bisher. Der Grund: Die Sterblichkeit der „neuen Kreter“ war um ganze 70 Prozent niedriger, und plötzliche Todesfälle durch Herzversagen gab es gar nicht mehr – Grund genug also, auf diese herzgesunde Ernährungsweise umzustellen. Die mediterrane Ernährung besteht in erster Linie aus:

- frischem Obst und Gemüse (roh oder nur kurz in wenig Öl gedünstet – kocht man es in viel Wasser, gehen viele wichtige Inhaltsstoffe verloren)
- viel frischen Salaten
- einem hohen Anteil an komplexen Kohlenhydraten in Form von Brot, Pasta, Reis, Kartoffeln und Hülsenfrüchten
- Olivenöl
- Seefisch
- Knoblauch
- frischen Kräutern: Basilikum, Oregano, Salbei, Thymian und anderen
- Nüssen und Hülsenfrüchten

Der Clou: Sehr viele sekundäre Pflanzenstoffe und andere bioaktive Wirkstoffe findet man genau in diesen Lebensmitteln. Nicht nur wegen des Reichtums an löslichen und unlöslichen Ballaststoffen und dem hohen Anteil an gesunden Fettsäuren im Olivenöl gilt die Mittelmeerkost heute als ernährungsphysiologisches Idealmodell. Es wird deutlich, dass diese Ernährung ein herzgesünderes, längeres Leben – mit optimalen Cholesterinwerten – zur Folge hat als Fertiggerichte, Tütensuppen und Dosengemüse.

Kopieren Sie sich diese Ernährungspyramide oder drucken Sie sie sich aus dem Internet aus und nehmen sie als Gedächtnisstütze mit zum Einkaufen. Die Produkte in Ihrem Einkaufswagen sollten sich mengenmäßig mit denen auf der Pyramide decken. Eine gesunde Ernährung beginnt mit dem Einkauf. Wenn Sie zuerst überlegen, was Sie einkaufen möchten, und einen Einkaufszettel anfertigen, kommen Sie nicht so leicht in Versuchung, „verbotene“ Lebensmittel in den Wagen zu packen. Eine praktische Handreichung finden Sie auf der Webseite www.herzbewusst.de, wenn Sie „Einkaufen leicht gemacht“ in die Suchleiste eingeben.

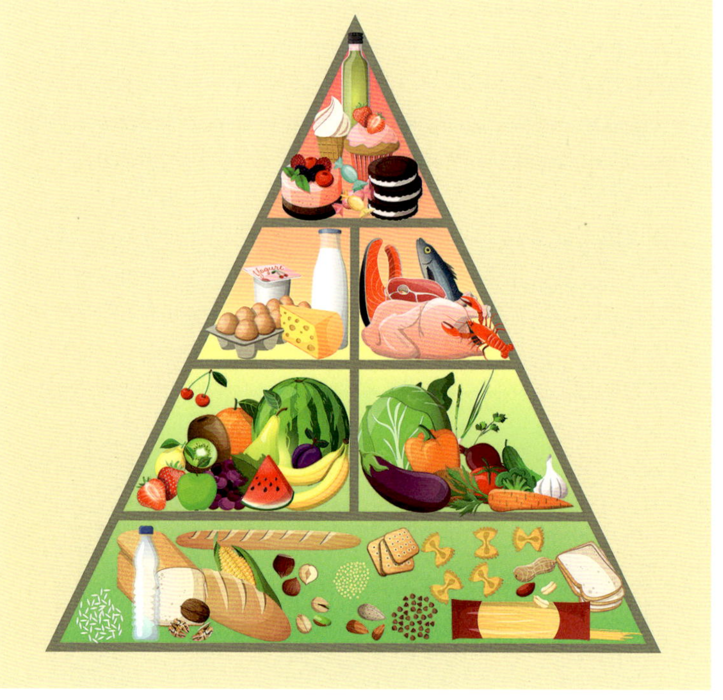

Die Produkte in Ihrem Einkaufswagen sollten sich möglichst mit denen auf der Pyramide decken.

Was geht, was geht nicht – auf einen Blick

SEHR EMPFEHLENSWERT	EMPFEHLENSWERT	BESSER VERMEIDEN	NUR IN SELTENEN AUSNAHMEN
Gemüse	Milcherzeugnisse wie fettarme Milch, Naturjoghurt, fettarmer Käse und Frischkäse, Quark	Pizza	Fertiggerichte mit hohem Zuckergehalt und Geschmacksverstärkern
Obst	fettarmes Fleisch	fettiges Fleisch wie bspw. Hackfleisch	Pommes frites und Co.
Nüsse	Fisch	Frittiertes	Süßigkeiten wie Gummitiere, Schokoriegel etc.
Getreideprodukte (mit hohem Vollkorn-Anteil), ungesüßtes Müsli	fettarmer Schinken	Wurstwaren	Ketchup, Mayonnaise und Co.
Kartoffeln, Reis, Couscous, Bulgur	ungesättigte Pflanzenöle (z. B. Olivenöl, Rapsöl)	Schokolade (75 % Kakaogehalt), Trockenfrüchte	Chips, Pudding und Co.
frische Kräuter und Gewürze	Eier	„Light"-Produkte – sie enthalten zwar weniger Fett, aber häufig viel Zucker	stark verarbeitete Lebensmittel
Mineralwasser, ungesüßter Tee	Direktfruchtsäfte	alkoholfreies Bier/Sekt	alkoholische Getränke, Fertiggetränke mit hohem Zuckergehalt

Mut zum Sport

So schlimm Sie eine Herzerkrankung auch aus der Bahn werfen kann, die gute Nachricht ist, dass Sie in aller Regel sehr viel tun können, um ein Fortschreiten der Erkrankung deutlich zu verlangsamen oder sogar eine weitere Krise ganz zu vermeiden. Ein gesunder Lebensstil ist hier, gegebenenfalls neben der Einnahme von Medikamenten, der Schlüssel zum Erfolg. Viel Bewegung bei gesunder Ernährung wird Ihrem Körper einen wahren Boost geben – das tut nicht nur dem Herzen gut.

Unser Herz ist ein Muskel – und Muskeln kann man trainieren! Während das beim Bizeps jedem plausibel scheint, wird diese Tatsache leider beim Herz immer wieder, auch von Ärzten, vergessen. Auch wenn sich die beiden Muskeln nicht eins zu eins vergleichen lassen, haben sie dennoch gemein, dass sie bei Training wachsen und bei Vernachlässigung auch wieder kleiner und damit schwächer werden können. Natürlich ruht unser Herz nie ganz – es arbeitet ja zum Glück ganz von alleine –, aber wir können es zusätzlich stärken, indem wir es einem Training unterziehen, indem wir unseren Körper mehr beanspruchen. Natürlich gilt es auch hier, Maß zu halten, denn eine Überforderung ist ebenso schädlich wie eine Unterforderung.

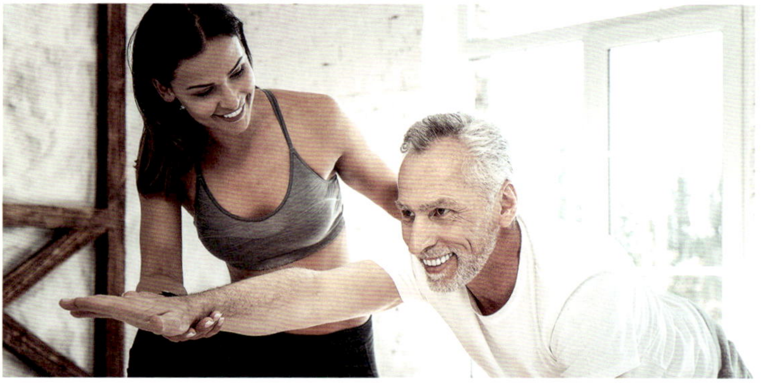

Ein Sportcoach unterstützt Sie bei Ihrem Einstieg in einen aktiven Lebensstil.

Während man früher der Meinung war, dass bei einer Herzerkrankung Ruhe das erste Gebot sei, wissen wir heute, dass es bis auf wenige Ausnahmen genau anders ist: Nicht die Bettruhe, sondern ein aktiver Lebensstil erhöhen unsere Überlebenschancen – mit dem schönen Nebeneffekt, dass auch das gesamte Leben wieder mehr Freude macht.

Akute Erkrankungen wie die Herzmuskelentzündung und ein akuter Herzinfarkt gehören zu den Ausnahmen, bei denen tatsächlich zunächst absolute Ruhe angebracht ist. Allerdings auch nur bis zu einem gewissen Punkt der Heilung, denn dann bietet auch hier der Sport eine absolut sinnvolle Ergänzung zum Heilungsverlauf. Wichtig ist grundsätzlich aber immer, dass Sie im Rahmen einer Herzerkrankung erst nach Rücksprache mit Ihrem behandelnden Kardiologen ein gezieltes Training aufnehmen. Wie genau das aussieht, hängt stark von der individuellen Vorgeschichte, dem Trainingszustand vor der Herzerkrankung und der Erkrankung selbst ab. Aber es lohnt sich – in jedem Fall, also bleiben Sie dran! Viele haben Angst davor, ihr Leben nach oder mit einer Herzerkrankung aktiv zu gestalten. Das müssen Sie in aller Regel nicht: Es ist viel risikoreicher, körperlich inaktiv zu sein!

Ein regelmäßiger Check-up hilft beim gesunden Lebensstil.

Suchen Sie sich Unterstützung

Um Ihnen den Einstieg in einen aktiven Lebensstil zu erleichtern und erst einmal wieder Vertrauen in Ihren Körper aufzubauen, kann eine Herzsportgruppe hilfreich sein. Dort lernen Sie unter Anleitung einer geschulten Person, wie Sie sich ohne Gefahr belasten können. Es gibt sogar Angebote, bei denen während der Trainingseinheit ein EKG abgeleitet wird. So kann gleich ganz genau festgestellt werden, wenn etwas nicht stimmt. Solche Angebote gibt es in vielen Städten, und sie werden auch im Regelfall von den Krankenkassen übernommen oder zumindest bezuschusst. Fragen Sie bei Ihrer Krankenkasse nach.

Bewegung wirkt sich übrigens nicht nur positiv auf Ihr Herz, sondern auch allgemein auf Ihre Gesundheit aus:

- Muskelaufbau: Regelmäßiges Training ist reines Kraftfutter für die Muskulatur. In den Muskelzellen bilden sich neue Mitochondrien, winzige Energiekraftwerke, die den Sauerstoff verarbeiten. Daraufhin wachsen mehr Muskelfasern und der Muskelquerschnitt vergrößert sich.
- Fettabbau: Parallel zum Muskelaufbau baut der Körper Fett ab. Und was für Sie besondere Vorteile hat: Er holt sich dieses Fett aus den Depots an Bauch, Beinen und Po, die normalerweise jedem Zugriff trotzen.
- Kreislaufanregung: Sport bringt Herz und Gefäße richtig in Schwung. Die Durchblutung wird angekurbelt, das Blut strömt besser durch die Adern bis in die Kapillaren, die feinen Haargefäße. Regelmäßiges Training fördert die Bildung neuer Kapillaren, verringert den Strömungswiderstand in den Blutbahnen und senkt so den Blutdruck.
- Herzgesundheit: Das Herz arbeitet viel ökonomischer, es schlägt langsamer und erbringt mehr Pumpleistung.
- Knochenkräftigung: Körperliche Bewegung fördert den Knochenaufbau und hemmt den Knochenabbau. So kann er wirksam vor Osteoporose (Knochenschwund) schützen.
- Gelenkschutz: Sport schützt die Gelenke, denn die Muskeln drum herum werden gestärkt, es bildet sich mehr Gelenkflüssigkeit, die Gelenkflächen bleiben geschmeidig und die Gelenke beweglich.
- Konzentrationssteigerung: Bewegungsübungen bringen Ihre grauen Zellen auf Trab. Eine amerikanische Studie zeigte, dass Konzentration, Denkleistung und die Fähigkeit, Entscheidungen zu treffen, steigen, wenn man dreimal in der Woche für 30 bis 45 Minuten läuft – weil durch die verbesserte Blutzirkulation u. a. wesentlich mehr Sauerstoff ins Gehirn gelangt.

- Stärkung des Selbstwertgefühls: Eine aufrechte Haltung bewirkt einen aufrechten Geist. Wer sich sportlich betätigt, fühlt sich sicherer in seinem Körper und dadurch selbstbewusster. Außerdem macht Sport zufriedener, glücklicher und ausgeglichener. Menschen, die sich viel bewegen, haben nämlich einen höheren Pegel an Endorphinen, den Glückshormonen.

Risiken abklären

Grundsätzlich gilt für alle Herzerkrankungen, dass Sie vor einem Training Rücksprache mit Ihrem behandelnden Kardiologen halten sollten und eventuell zusätzlich einen Sportmediziner um Rat fragen. Es ist ratsam, Ihr Herz in regelmäßigen Abständen checken zu lassen und sich über die für Sie richtigen Bewegungsumfänge zu informieren. Die meisten Krankenkassen übernehmen mittlerweile sogar die Kosten dafür!

Wenn Sie einen Herzinfarkt hatten: Nach einem Herzinfarkt braucht der Körper tatsächlich erst einmal eine Zeit lang Ruhe, um sich zu erholen, allerdings kann hier schon eine Woche ausreichen, wenn es sich um einen unkomplizierten Herzinfarkt handelt, der schnell behandelt wurde und zu keiner relevanten Funktionseinschränkung geführt hat. Erst bei einem komplizierten Verlauf mit größeren Funktionseinschränkungen müssen Sie zunächst wieder stabil werden, bevor Sie mit einem körperlichen Training beginnen können. Das merken Sie aber zum einen selbst, zum anderen wird Sie Ihr behandelnder Arzt über den richtigen Zeitpunkt des Trainingsbeginns informieren.

Wenn Sie Bluthochdruck haben: Nicht nur Ausdauertraining, sondern auch Krafttraining wirkt sich, richtig dosiert, Blutdruck senkend aus und ist somit absolut förderlich bei der Therapie dieser Erkrankung. Allerdings sollten Sie im Vorfeld ein Belastungs-EKG mit Blutdruckmessung durchgeführt haben, damit Ihr Arzt sieht, ob es unter Belastung gegebenenfalls zu unerwünschten Blut-

> Grundsätzlich gilt: Ein körperliches Training, insbesondere Ausdauertraining, ist immer ratsam und schützt den Körper vor weiteren Ereignissen.

druckspitzen kommt und die Medikation eventuell angepasst werden muss. Regelmäßiges Training kann auch dazu führen, dass die Dosis der blutdrucksenkenden Medikamente reduziert werden kann, daher empfehlen sich hier regelmäßige Kontrollen.

Vermeiden sollten Sie Anstrengungen, bei denen sich der Druck im Brustkorb stark erhöht. Das entsteht beispielsweise bei zu hohen Gewichten, zu großer Intensität oder wenn falsch geatmet bzw. der Atem während der Belastung angehalten wird. Um eine ungesunde Pressatmung zu vermeiden, achten Sie unbedingt darauf, in die Belastung hinein auszuatmen! Wenn Sie beispielsweise eine Kiste Wasser anheben wollen, arbeiten Sie mit gestreckten Armen aus den Beinen heraus und atmen Sie beim Hochgehen aus.

Manchmal ist es allein die falsche Ernährung, die das Herz aus dem Takt bringt.

Wenn Sie an Herzrhythmusstörungen leiden: Hier kommt es ganz stark auf die Ursache der Herzrhythmusstörungen an. Manchmal steckt eine „banale“ Ursache wie ein Elektrolytmangel bei unausgewogener Ernährung dahinter. Das lässt sich recht einfach durch eine Optimierung der Ernährung oder der Trinkgewohnheiten beheben, und der Sport kann weiterhin ohne Einschränkungen durchgeführt werden. Auch eine nicht perfekt eingestellte Erkrankung der Schilddrüse kann zu Herzrhythmusstörungen führen und lässt sich schnell und effektiv durch eine Anpassung der Medikation behandeln.

Beruhen die Herzrhythmusstörungen aber auf anderen Ursachen, beispielsweise einer durchgemachten Infektion oder einer Reizleitungsstörung im Herzen, braucht es weitergehende Untersuchungen über das Belastungs-EKG hinaus zur genauen Ursachenforschung. Es kann sein, dass beispielsweise eine begleitende Medikation oder eine elektrophysiologische Untersuchung und eine Ablation (Verödung) notwendig sind, bevor der Sport wieder uneingeschränkt möglich ist. Wichtig ist, dass Sie sich ganz individuell beraten und regelmäßige Langzeit-EKG- sowie Belastungs-EKG-Kontrollen durchführen lassen.

Wenn Sie eine Herzmuskelentzündung hatten: Sollte bei Ihnen eine Herzmuskelentzündung diagnostiziert worden sein, ist es extrem wichtig, dass diese vollständig ausgeheilt ist, bevor Sie Ihr gewohntes Training wieder in vollem Umfang ausführen können.

Bei einer Herzmuskelentzündung reduziert sich durch die Entzündungsreaktion die Herzleistung manchmal massiv. Das birgt die Gefahr eines plötzlichen Herztodes, auch bei vermeintlich Gesunden. Um diese Gefahr wie auch eine Narbenbildung zu vermeiden, ist es daher unerlässlich, dass Sie Ihrem Körper genügend Zeit zur Ausheilung geben. Die Heilung kann bis zu einem halben Jahr dauern. Unter engmaschigen Kontrollen können leichte körperliche Betätigungen bereits vorher wieder möglich sein, dies kann aber nur individuell unter strenger Beobachtung entschieden werden. Ist die Erkrankung dann überstanden, darf das Training nur wohl dosiert und langsam wieder gesteigert werden.

Nach einer Operation am offenen Herzen: Nach einer sogenannten Sternotomie, einer Durchtrennung des Brustbeins, gilt es bei allen Sportarten, insbesondere beim Krafttraining, aber auch zunächst beim Radfahren, darauf zu achten, dass kein großes Gewicht auf den Brustkorb einwirkt. Wählen Sie also ein Fahrrad, bei dem Sie ganz aufrecht sitzen können, und einen Untergrund, der möglichst eben ist, damit keine plötzlichen Stöße auf Sie einwirken. Rennrad und Mountainbike sind zunächst noch nicht ratsam.

Wählen Sie ein Krafttraining, bei dem der Oberkörper nur in Maßen mit beansprucht wird, und arbeiten Sie lieber mit wenig Gewicht und dafür mehr Wiederholungen. Aber ebenso wie bei allen anderen Herzerkrankungen gilt auch hier: Bewegung ist einer der Schlüssel zur Heilung. Also seien Sie offen für Alternativen: Rein in die Laufschuhe und losspazieren!

Das richtige Maß

Wie viel Bewegung ist gesund? Die Weltgesundheitsorganisation (WHO) empfiehlt Erwachsenen 150–300 Minuten moderate oder 75 Minuten intensive zusätzliche körperliche Aktivität zum Alltag in der Woche. Bis zu einem gewissen Maß gilt aber sicher: je mehr desto besser. Dabei sollte immer eine Kombination aus Ausdauer- und Krafttraining erfolgen. Und wenn Sie absoluter Sporteinsteiger sind: Jede einzelne Minute mehr an Bewegung wird dazu beitragen, dass Sie gesünder bleiben oder werden.

Um das richtige, gesunde Maß an Bewegung im Rahmen einer Herzerkrankung zu finden, sprechen Sie zunächst mit einem Sportmediziner oder Sportwissenschaftler und lassen Sie sich individuell beraten. Denn auch das gibt es: ein Zuviel an Sport, wenn auch eher selten. Ab wann ist der Sport zu viel?

- Sport ist grundsätzlich schädlich, wenn man krank ist. Trainieren Sie in krankem Zustand, steigert das die Gefahr einer Herzmuskelentzündung unnötig.
- Sind Sie absoluter Sporteinsteiger, sollten Sie sowohl die Umfänge als auch die Intensitäten langsam steigern. Ein zu schneller Belastungsanstieg führt nicht zu schnelleren Erfolgen, im Gegenteil, Ihr System wird überlastet und Sie werden krank oder verletzen sich.
- Wenn Sie sich zwei Tage nach dem Training vor lauter Muskelkater kaum noch bewegen können, sind Sie vermutlich ein wenig über das Ziel hinausgeschossen. Reduzieren Sie beim nächsten Mal die Intensität ein wenig.
- Wenn der Puls beim Training deutlich höher ist als gewohnt, könnte sich ein Infekt anbahnen oder ein Übertraining bestehen.
- Wenn die Regenerationsphasen immer länger werden, ist auch das ein Zeichen für eine Überlastung des Organismus. Drosseln Sie das Training ein wenig und achten Sie auf eine optimale Ernährung.

Die richtige Sportart

Grundsätzlich eignen sich fast alle Ausdauersportarten auch für Herzpatienten, aber auch Krafttraining darf und soll unter bestimmten Voraussetzungen absolviert werden. Wichtig ist, dass Sie die Sportart finden, die Ihnen auch Spaß macht, denn so fällt es Ihnen leichter, regelmäßig dabeizubleiben, als wenn die Überwindung jedes Mal unnötig groß ist.

Immer ist eine Kombination aus Kraft- und Ausdauertraining ratsam.

Bei den Ausdauersportarten sollte zunächst ein moderates Grundlagentraining absolviert werden, denn die Form muss erst wiederhergestellt oder überhaupt aufgebaut werden. Im Verlauf ist dann aber – in Rücksprache mit Ihrem behandelnden Arzt – durchaus auch ein intensiveres Training möglich und sinnvoll.

Während es beim Joggen und Walken kaum etwas zu beachten gibt, sollten Sie beim Schwimmen daran denken, dass die Kälte des Wassers dazu führen kann, dass sich die Gefäße zusammenziehen und somit eine größere Belastung für das Herz entsteht. Auch der Wasserdruck wirkt sich auf den Körper aus und führt somit dazu, dass das Herz mehr arbeiten muss. Gehen Sie also behutsam mit Ihrem Körper um und geben Sie ihm Zeit, sich an die neue Belastung zu gewöhnen. Achten Sie auf Ihr Körpergefühl!

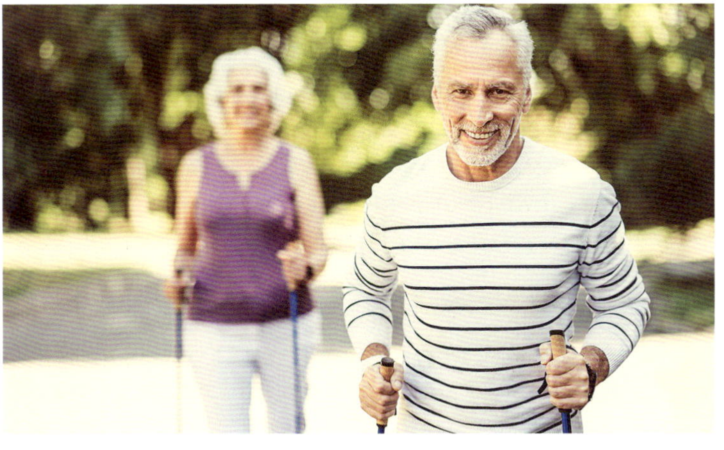

Starten Sie zunächst ganz moderat in Ihr Ausdauertraining und steigern Sie es in Absprache mit Ihrem Arzt.

Grundsätzlich sind alle Sportarten, richtig ausgeführt, geeignet. Wenn Sie bereits seit vielen Jahren sportlich aktiv sind, spricht in aller Regel nichts dagegen, auch mit einer Herzerkrankung dabei zu bleiben. Wenn Sie Sporteinsteiger sind, sollten Sie unbedingt moderat anfangen, um sich nicht gleich zu überfordern, Verletzungen zu generieren oder sich gleich wieder demotivieren.

Geeignete Ausdauersportarten können sein:

Spazierengehen: Hierbei kann man wenig falsch machen, außer dass man zu langsam geht, also mehr „Schaufenster-Shoppen" betreibt, als sich körperlich zu ertüchtigen. Da die Intensität aber recht gering ist, sollte ein Spaziergang mindestens 40 Minuten dauern.

Nordic Walking: Auch hierbei wird gelaufen, aber durch den Einsatz von Stöcken wird mehr Muskelmasse aktiviert und das Training wird automatisch intensiver. Dennoch sollte auch hier ein Training mindestens 30 Minuten dauern.

Joggen: Wenn Sie Spaziergänge nicht mehr herausfordern, können Sie sich an das Joggen heranwagen. Auch hier bitte langsam steigern und auch ab und an mal ein Intervalltraining einfügen. (Beispiele finden Sie im 28-Tage-Programm auf Seite 112.) Fangen Sie mit zehn Minuten an.

Radfahren: Radfahren ist ein schönes Ausdauertraining, das die Knie und Füße schont. Über die Auswahl der Strecke (eben, bergig) und die Länge kann man gut die Intensität steuern. Fangen Sie mit 30 Minuten an.

Schwimmen: Schwimmen kann ein wunderbares Ausdauertraining sein, wenn man es nicht mit „Baden" verwechselt. Denn auch hier gilt, ist es nicht anstrengend, ist es kein Sport. Starten Sie mit einer Dauer von 20 Minuten. Kurze Pausen jeweils am Beckenrand sind natürlich erlaubt. Insbesondere auch für übergewichtige Menschen ist diese Sportart geeignet, weil das hohe Körpergewicht nicht auf die Gelenke einwirkt.

Aquajogging: Diese Sportart verbindet wunderbar die angenehme Leichtigkeit im Wasser mit einem hervorragenden Ausdauer- und Muskelaufbautraining.

Athletik-Training: Unter Athletik-Training versteht man ein Kraft- bzw. Stabilisationstraining mit dem eigenen Körpergewicht. Hierzu können altbekannte Übungen wie Kniebeuge, Sit-up und Liegestütz gehören, es gibt aber auch eine Vielzahl an weiteren Übungen. Anregungen finden Sie im 28-Tage-Programm.

Gerätetraining im Fitnessstudio: Der Vorteil an einem Training im Fitnessstudio ist, dass Ihnen geschultes Personal zur Seite steht: Ein geführtes Krafttraining an Geräten macht eine falsche Bewegungsausführung unwahrscheinlicher. Auch hier gilt: Gewichte nur langsam steigern.

Ausdauertraining im Fitnessstudio: Die meisten Fitnessstudios bieten eine Vielzahl abwechslungsreicher Kurse an. Hier trainieren Sie unter geschulter Anleitung mit Gleichgesinnten. Sprechen Sie vor dem Beginn mit dem Trainer über Ihr Herzens-Thema.

Pilates, Yoga und Co.: Es gibt viele wunderbare Sportarten aus dem Bereich Kräftigung der Körpermitte mit einem besonderen Fokus auf die Atmung. Dieses Training bietet eine gute Ergänzung zu jedem Ausdauertraining. Die Intensitäten lassen sich gut variieren und so finden hier sowohl Anfänger als auch Profis ein anspruchsvolles Programm. Viele Ideen aus diesem Bereich sind in das 28-Tage-Programm eingebaut.

Tanzen: Tanzen ist eine gute Kombination von Ausdauer- und Koordinationstraining.

Ballsportarten: Schnelligkeit und Koordination sind hier gefordert.

Diese Auswahl an Sportarten ist keinesfalls vollständig. Wie bereits erwähnt gilt in fast allen Fällen: Machen Sie das, was Ihnen Freude bereitet!

Wenn Sie Ihr Training gestalten, fangen Sie bitte grundsätzlich sehr moderat an und steigern dann langsam und kontinuierlich Umfänge und Intensität oder Schwierigkeitsstufen. Es wirft Sie unnötig zurück, wenn Sie durch einen zu intensiven Einstieg Verletzungen oder Überlastungen riskieren. Planen Sie ein gutes Aufwärmen und Abwärmen sowie eine ausreichende Regeneration ein. Stagnieren Sie aber auch nicht auf dem Anfangsniveau – der Körper braucht regelmäßig neue Reize, um stärker zu werden.

Es kann helfen, sich immer wieder kleine Ziele zu setzen: Das kann beispielsweise sein, die gewohnte Strecke nächstes Mal eine Minute schneller zu laufen oder die Trainingseinheit um zwei neue Übungen zu erweitern. Je nach Trainingsstand kann auch ein Wettkampf ein gutes Ziel und Motivationshilfe sein. Vielleicht verabreden Sie sich mit Freunden zum Training, dann lässt sich auch der innere Schweinehund meist besser überlisten. Manchem hilft ein Trainingstagebuch, in dem Zeiten, Intensitäten und Erfolge dokumentiert sind, einen anderen stresst und demotiviert das eher – finden Sie ganz für sich selber heraus, welches der für Sie richtige Weg ist.

Erfolge überprüfen

Neben einem Bewegungstagebuch gibt es auch verschiedene elektronische Hilfsmittel, mit denen Sie Ihren Erfolg überprüfen können.

Pulsmesser und Pulsuhren: Das sind gute Hilfsmittel für Einsteiger und auch Fortgeschrittene, sich nicht zu überlasten. Gerade am Anfang ist es wichtig, dass Sie sich nicht übernehmen. Überprüfen Sie damit Ihre persönliche Pulsfrequenz im Ruhezustand – und lassen Sie sich am besten ärztlich beraten, welche höchste Pulszahl beim Training Sie nicht überschreiten sollten.

Schrittzähler: Ein Schrittzähler kann Aufschluss darüber geben, zu welchen Tageszeiten Sie in Bewegung waren. Damit können Sie auch prüfen, ob es besonders passive Zeiten gibt, die Sie vielleicht noch mit mehr Bewegung ausfüllen können. Schrittzähler gibt es sowohl als eigene Geräte als auch als kostenfreie Smartphone-Apps.

Elektronische Aktivmesser: Diese Geräte werden in der Regel am Handgelenk getragen und registrieren jede Bewegung, Ruhe- und Aktivzeiten und können sogar zwischen geringer, mittlerer und hoher Anstrengung unterscheiden.

Bewegungsapps: Ihr Mobiltelefon kann zum hilfreichen Sportbegleiter werden, denn mittlerweile gibt es ein riesiges Angebot von Bewegungsapps. Achten Sie dabei darauf, welche App für Sie persönlich am besten geeignet ist: Wollen Sie wissen, wie viele Schritte Sie gegangen sind, oder sind Sie eher mit dem Fahrrad unterwegs? Ist es Ihnen wichtig zu wissen, wie viele Kalorien Sie verbraucht haben?

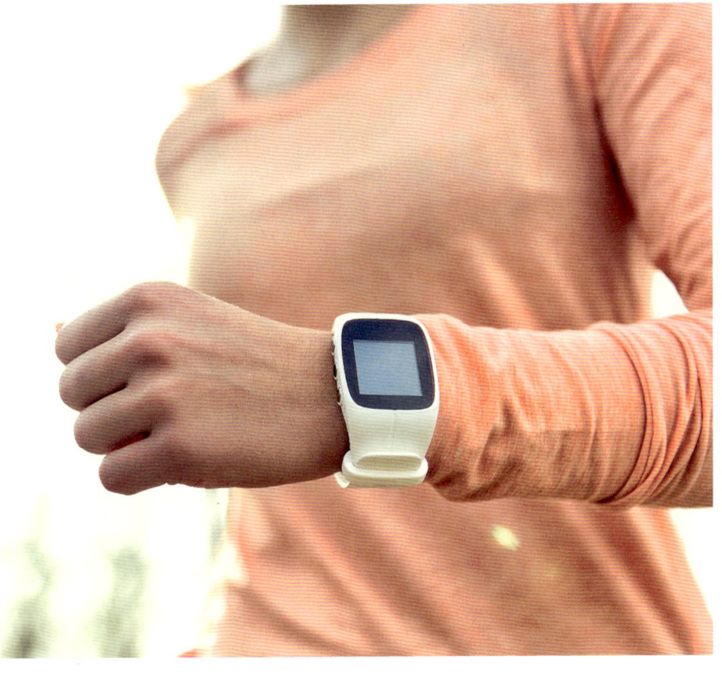

Eine Pulsuhr hilft Ihnen dabei, sich nicht zu übernehmen.

Herzgesund entspannen

Neben dem richtigen Maß an Bewegung braucht der Körper genauso die Zeit, um sich zu regenerieren und sich zu erholen von den körperlichen und seelischen Belastungen des Tages. Während wir Arbeitspensum und Pflichtaufgaben in der Regel gewissenhaft erfüllen, fällt unsere Regeneration leider immer wieder viel zu kurz aus. Dabei sind der Schlaf und Zeiten der körperlichen und geistigen Entspannung ebenso wichtig für unsere Gesundheit wie ein aktiver Lebensstil. Es gilt sogar: Je aktiver der Lebensstil, desto wichtiger wird eine ausreichende Regenerationszeit. Sonst kommt es zu Überlastungsschäden, die nicht nur Ihr Herz und Ihren Geist, sondern den ganzen Körper betreffen können. Zustände wie Burn-out oder Depressionen kommen nicht nur durch zu viel Belastung, sondern eben auch durch zu wenig Regeneration.

Je aktiver der Lebensstil ist, desto wichtiger wird auch die Regeneration.

Unser Herz ist ein Muskel. Und genauso wie alle anderen Muskeln auch wird er stärker durch Training. Im Gegensatz zu den meisten anderen Muskeln allerdings macht das Herz niemals eine Pause, und das ist auch gut so. Es ist daher unsere Aufgabe, ihm dabei zu helfen, sich auch einmal etwas entspannen zu können. Im Sport würde man von einer „aktiven Pause" reden. Also nicht stehen bleiben, aber so langsam gehen, dass man sich auch von einem ganz intensiven Lauf wieder gut erholen kann.

Gut schlafen

Ein wichtiger Bestandteil eines herzgesunden Lebensstils ist der Schlaf, mit dem wir immerhin fast ein Drittel des Tages zubringen. Damit unser Körper in einem guten Tag-Nacht-Rhythmus getaktet bleibt, ist nicht nur Tageslicht am Tag, sondern auch Dunkelheit in der Nacht wichtig. Um gut schlafen zu können, schalten Sie Laptop oder Handy mindestens eine halbe Stunde vor dem Schlafengehen aus. Das blaue Licht des Displays bringt nämlich unseren Schlafrhythmus durcheinander: Es verhindert, dass der Körper genügend von dem Hormon Melatonin ausschütten kann, das wir zum Einschlafen brauchen.

Am besten verbannen Sie sämtliche elektronischen Geräte aus Ihrem Schlafzimmer und achten auf regelmäßige Schlafzeiten, eine ruhige Umgebung und eine gute Belüftung (nicht heizen!). Vermeiden Sie auch schweres Essen und Sport unmittelbar vor dem Schlafengehen.

Pausen machen

Natürlich hat das Herz im Schlaf Zeit, sich zu regenerieren. Wir können aber auch während des Tages durch kleine Auszeiten dafür sorgen, dass es sich etwas erholen kann. Wenn Sie also merken, dass Sie den ganzen Tag auf Hochtouren unterwegs sind, dann gönnen Sie sich und Ihrem Herzen auch mal eine Verschnaufpause. Das kann das bewusste Trinken einer schönen Tasse Kräutertee sein, das können eine kleine Meditation, ein kurzer Spaziergang oder einfach der Blick aus dem Fenster in die Natur sein. Finden Sie ganz für sich persönlich heraus, was Ihnen guttut und was Ihnen für einen kleinen Augenblick Ruhe und Entspannung verschafft.

Stress abbauen

Stress ist nicht gleich Stress. Lernen Sie die Unterschiede kennen und versuchen Sie den negativen Stress zu reduzieren. Wenn wir von Stress reden, sollten wir zwischen Eustress und Disstress unterscheiden. Während der erste als positiv, nützlich und sogar leistungssteigernd empfunden wird, beispielsweise kurz vor einer Hochzeit, Geburt oder einem Wettkampf, wird der zweite als negativ erlebt. Er führt zu Unzufriedenheit und Überforderung und kann sich auch schlecht auf unsere Gesundheit auswirken. Beispiele hierfür sind Existenzängste, zu viele Aufgaben prasseln auf einmal auf uns ein, die Doppelbelastung aus Familie und Beruf.

Es gibt einen Zusammenhang zwischen zu viel negativem Stress und Herzinfarkten.

Diesen Stress gilt es so gut es geht zu reduzieren. Denn wenn man immer unter Strom steht, treibt das den Blutdruck in die Höhe, die Stresshormone steigen an und Energiereserven werden mobilisiert – Fette und der Blutzuckerspiegel steigen an. Viele Herzinfarkte werden durch eine akute Stressbelastung ausgelöst.

Um entstandenen Stress wieder abzubauen, eignen sich verschiedene Entspannungstechniken, aber auch ein intensives Sportprogramm. Ergänzend dazu sollten Sie dann gezielt überlegen, wie Sie die Stresssituationen im Alltag reduzieren können. Es gibt eine Vielzahl an Möglichkeiten, die zu etwas Ruhe und Entspannung führen können. Wichtig ist hierbei wieder, dass Sie den für Sie richtigen Weg finden, der Ihnen ganz persönlich Freude bereitet.

Wie Sie auf Seite 29 gelesen haben, ist unter anderem die Herzfrequenzvariabilität ein Marker unserer Herzgesundheit und ein Indikator für unser Stresslevel. Mit einfachen Maßnahmen und Übungen können Sie nachweislich Ihren Parasympathikus (zuständig für die Entspannung) stärken und damit Ihr Stresslevel senken – die Herzfrequenzvariabilität wird wieder erhöht. Konkrete Beispiele hierfür sind sein:

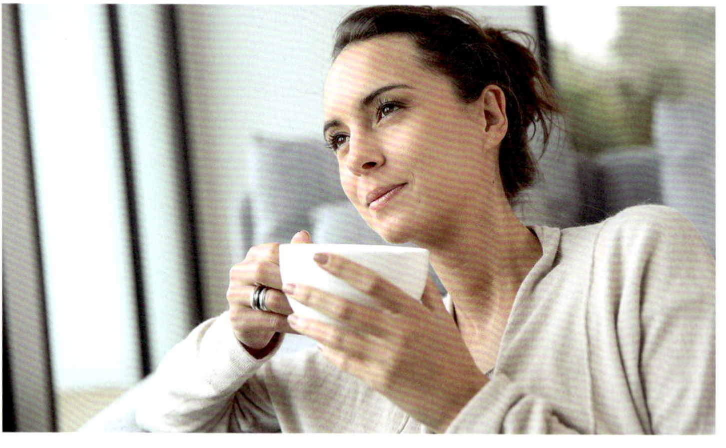

Nehmen Sie sich regelmäßige Auszeiten, Ihr Herz wird es Ihnen danken.

Nein sagen: Sagen Sie ab und zu einfach Nein. Sie müssen nicht immer alles machen. Nur wer auch mal zugibt, dass es gerade zu viel ist, kann geschont werden.

Reize vermindern: Reduzieren Sie Ihre Erreichbarkeit. Vielleicht reicht es auch, wenn Sie Ihr Handy erst nach dem Frühstück einschalten und die Push-Funktion von Nachrichten und E-Mails deaktivieren. Versuchen Sie das wenigstens für einen definierten Zeitraum am Tag.

Mit Aromatherapie entspannen: Die Natur hält ganz wunderbare Heilmittel für uns bereit. Neben Beruhigungstees können auch ätherische Düfte entspannend wirken. Lavendel, Bergamotte oder Jasmin sind nur einige Beispiele. Über eine Aromalampe verteilt sich nach und nach der wohltuende Duft und hilft dabei, das Stresslevel ein wenig zu senken. Probieren Sie aus, welcher Duft Ihnen guttut.

Bäder genießen: Ein Vollbad oder auch ein Fußbad können wahre Wunder der Entspannung bewirken. Fußbäder werden sowohl kalt als auch warm eingesetzt. Beim Badewasser sollte die Temperatur etwa 38 Grad Celsius haben. Eine Badedauer von 20 Minuten sollten Sie nicht überschreiten. Nehmen Sie sich für danach nichts vor, sondern gönnen Sie sich Zeit zum Ausruhen.

Wählen Sie einen Badezusatz, der neben den ätherischen Aromen auch pflegende Öle enthält, das macht ein wunderbar seidiges Hautgefühl und spart das anschließende Eincremen. Ein wohltuender Badezusatz zum Selbermixen: Geben Sie fünf Tropfen ätherisches Öl (beispielsweise Lavendel oder Rose) oder einen Esslöffel voll der jeweiligen Blüten und zusätzlich einen Esslöffel voll Mandelöl ins Badewasser.

Kleine Auszeiten nehmen: Zünden Sie eine Kerze an und entspannen Sie bei einer schönen Tasse Tee. Legen Sie Ihre Lieblingsmusik auf. Nehmen Sie sich zehn Minuten Zeit, in der Sie das Handy auf lautlos stellen. Schaffen Sie sich kleine Inseln. Es reicht manchmal der Blick aus dem Fenster oder ein paar Mal Durchatmen, um aus den Stressfängen herauszukommen und gestärkt weitermachen zu können. Diese Zeit ist nur für Sie selbst. Geben Sie Ihren Gedanken Raum und kommen Sie zur Ruhe. Sie können sich durch eine bewusste und tiefe Atmung (siehe unten) dabei unterstützen.

Entspannungstechniken üben: Bei Tai Chi, Qigong oder sanftem Yoga kommen durch eine bewusste Atemtechnik und die ruhige Ausführung der Bewegungen sowohl Körper als auch Geist zur Ruhe. Das hohe Maß an Konzentration auf die Bewegungsausführung lässt Sie Sorgen und Nöte für diesen Moment vergessen. Probieren Sie hier, was Ihnen am besten gefällt und fragen Sie bei Ihrer Krankenkasse nach, welche Kurse bezuschusst werden.

Spazieren gehen: Es muss gar nicht immer kompliziert sein. Manchmal reicht ein einfacher Spaziergang schon aus, um Entspannung zu finden – 15 Minuten reichen, um den Kopf wieder freizubekommen.

Einfach mal ein Lächeln einschieben: So seltsam es klingt: Auch ein Lächeln kann nachweislich die Herzfrequenzvariabilität verbessern. Gönnen Sie sich kleine Auszeiten, in denen Sie bewusst an etwas denken, das Ihre Mundwinkel nach oben steigen lässt.

Den Atem beruhigen

Setzen Sie sich aufrecht auf einen Stuhl, stellen die Füße parallel nebeneinander auf den Boden und legen Sie Ihre Hände auf den unteren Bauch. Wenn Sie mögen, schließen Sie die Augen. Nehmen Sie sich einen Moment Zeit, um anzukommen. Nun atmen Sie tief über die Nase ein und spüren dabei, wie sich Ihre Bauchdecke unter Ihren Händen wölbt. Atmen Sie anschließend langsamer, als Sie eingeatmet haben, über den geöffneten Mund wieder aus. Dabei darf ruhig ein Atemgeräusch zu hören sein. Machen Sie eine kleine Atempause, bis Sie erneut mit der Einatmung beginnen.

Spüren Sie in sich hinein, wie sich mit jedem Atemzyklus Ihre Herzfrequenz beruhigt und Sie insgesamt entspannter werden. Diese Übung lässt sich auch gut zwischendurch im Büro machen.

Der Parasympathikus wird beim kurzen Ein- und längeren Ausatmen aktiviert. Wenn Sie mehr machen wollen als die beschriebene Atemübung, können Sie auch gern singen – das Prinzip ist das Gleiche!

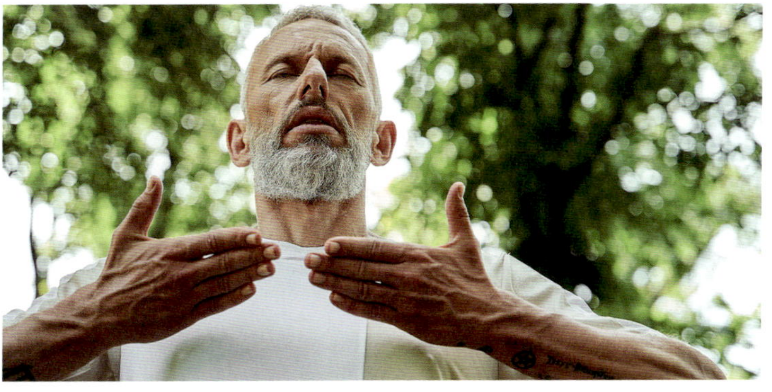

Bewusstes Atmen beruhigt Ihre Herzfrequenz.

Bewusst mit Angst umgehen

Es hat Sie, vielleicht aus dem Nichts, eine ernst zu nehmende Erkrankung ereilt und Sie unverblümt mit der eigenen Sterblichkeit konfrontiert. Da sind Ängste und Sorgen ganz normal. Nach neueren Untersuchungen leidet jeder zweite Betroffene nach einem überstandenen Herzinfarkt an depressiven Symptomen oder quälenden Angstgefühlen. Diese brauchen ihren Raum und sollten mit geschultem Personal besprochen werden. Es braucht Zeit, die aufkommenden Fragen zu formulieren, zu verstehen und schließlich aufzuarbeiten. Dies ist ein ganz wichtiger Prozess auf dem Weg der Heilung und zurück in ein normales Leben. Angst hat nicht nur schlechte Seiten: Sie kann auch die treibende Kraft sein, sein Leben nachhaltig zu verbessern, sofern sie in motivierendem Maße da ist und nicht so groß ist, dass sie Sie lähmt.

Scheuen Sie nicht davor, Ihre Ängste zu formulieren und professionelle Unterstützung einzuholen.

Welcher Weg hier der Richtige für Sie ist, entscheiden Sie ganz alleine. Es kann eine Selbsthilfegruppe sein, eine psychologische Gesprächstherapie oder auch die Hilfe in Internetforen. Finden Sie Ihren eigenen Weg und scheuen Sie sich nicht, um Hilfe zu bitten. Sie sind ganz sicher nicht alleine mit Ihren Ängsten und Nöten. Einige hilfreiche Links hierzu finden Sie im Anhang.

Psychokardiologie

Für eine vollständige Heilung reicht es oft nicht aus, nur das Herz zu therapieren. Dass Körper und Geist zusammengehören und deren Gesundheit voneinander abhängen, ist nicht neu. Nun hat sich der Begriff der Psychokardiologie etabliert. Er beschreibt den Zusammenhang von psychischen Faktoren und Herzerkrankungen. Denn man weiß mittlerweile, dass neben den bekannten Risikofaktoren wie Rauchen, Diabetes mellitus, Übergewicht und Bluthochdruck eben auch andere Faktoren, wie beispielsweise ein andauernd erhöhtes Stresslevel, Depressionen oder Angsterkrankungen das Risiko für eine Herzerkrankung deutlich erhöhen.

Um auch diesen Erkrankungsursachen gerecht zu werden, sollte jede Therapie eines Herzinfarkts neben der kardiologischen auch eine psychologische Betreuung vorsehen. Gemeinsam mit erfahrenen Therapeuten gehen Sie Ihren persönlichen Stressoren auf den Grund, erlernen Methoden zur Stressbewältigung und vieles mehr. Es lohnt sich sehr, auch diesem Aspekt auf dem Weg zur Heilung Raum zu geben. Wenn der Weg auch schwierig sein sollte, das Ziel lohnt die Mühe allemal!

Interviews

Nachfolgend lesen Sie zwei Interviews, die ich mit einem Ehepaar geführt habe, kurz nachdem der Mann einen Herzinfarkt erlitten hat. Obwohl er kaum Risikofaktoren hatte, haben ein zu hohes Ausmaß an Arbeitsbelastung und Verantwortung, gepaart mit langem Sitzen und nicht optimaler Bewegung, bei ihm zu einem schweren Herzinfarkt geführt, den er aber dank des resoluten Handelns seiner Frau nahezu folgenlos überstanden hat. Dieses Beispiel zeigt, wie wichtig ein gesunder Lebensstil in allen Bereichen ist.

Herzinfarkt aus Sicht eines Betroffenen

Sie hatten einen schweren Herzinfarkt, der Sie nicht nur in jungen Jahren (mit 40), sondern auch ohne wirkliche Vorerkrankungen oder Risikofaktoren ereilt hat. Sie sind beruflich sehr engagiert, verheiratet und Vater von zwei kleinen Kindern. Wie geht es Ihnen heute, sieben Wochen nach dem Herzinfarkt?

Ich war mein ganzes Leben lang fit und aktiv. Als Ausgleich zu meinem „bewegungsarmen" Beruf treibe ich regelmäßig Sport. Dazu kommt, dass ich nicht rauche, kein Übergewicht habe und versuche, sonstige Risikofaktoren in Schach zu halten. Anfang des Jahres kam dann der Schicksalsschlag – aus dem Nichts und ohne wirkliche Vorzeichen bis auf Brustschmerzen, die erst drei Stunden vorher einsetzten, habe ich einen schweren Herzinfarkt erlitten und lag daraufhin in einem universitären Herzzentrum zwölf Tage lang im Koma.

So schnell wie der Herzinfarkt kam, so schnell habe ich mich glücklicherweise auch wieder erholen können. Ich bin mehr als froh, dass ich keine bleibenden Schäden davongetragen habe. Meine Freunde und meine Familie, insbesondere meine Frau, haben mir ebenfalls sehr dabei geholfen, dass es mir heute nicht nur körperlich, sondern auch seelisch wieder sehr gut geht. Darüber hinaus konnte ich durch die dreiwöchige Rehabilitation wieder Vertrauen in meinen Körper und mein Herz aufbauen.

Was sind Ihre größten Ängste?
Trotz des schockierenden Ereignisses habe ich an sich keine großen Ängste. Ich werde jedoch aufgrund meines Herzinfarkts nun besser auf meinen Körper und mein Herz hören und weiterhin versuchen, die Risikofaktoren zu minimieren, insbesondere Stress und ungesunde und unausgewogene Ernährung, sowie noch mehr regelmäßige Bewegung einzubauen. Obwohl ich wieder Vertrauen in meinen eigenen Körper aufgebaut habe und es auch sonst nicht im Geringsten Anzeichen für einen weiteren Herzinfarkt gibt, bleibt eine gewisse Restangst, dass mir ein solches Ereignis erneut widerfahren könnte und ich dann nicht mehr ohne gesundheitliche Schäden überleben werde. Des Weiteren besteht bei mir eine gewisse Angst, das gewonnene Vertrauen in meinen Körper zu verlieren.
Welche weitere Unterstützung, abgesehen von der medizinischen Betreuung, hätten Sie sich gewünscht beziehungsweise wünschen Sie sich jetzt?
Wie bereits erwähnt, haben mich nach dem Koma vor allem meine Frau, meine Eltern und auch meine Freunde sehr gut aufgefangen. Glücklicherweise bin ich nicht in ein Loch gefallen. Nichtsdestotrotz wäre eine psychische Betreuung, unmittelbar nachdem ich das Krankenhaus verlassen durfte, aus meiner Sicht wünschenswert.

Herzinfarkt aus Sicht einer Angehörigen

Sie haben nicht nur erleben müssen, dass Ihr Mann einen Herzinfarkt hatte, Sie selber haben ihn sogar erfolgreich reanimiert! Während er kompetent in einem Krankenhaus versorgt wurde, mussten Sie allein mit den Sorgen und Ängsten umgehen und gleichzeitig noch den normalen Familienalltag aufrechterhalten. Was waren Ihre größten Sorgen in dieser schweren und ja auch lange ungewissen Zeit?
Nachdem die Sanitäter die Reanimation übernommen hatten und ich danebenstand, war die ganze Zeit mein Gedanke, dass ich am Abend Witwe bin. Das war aber so verrückt, dass es bei mir gar nicht richtig ankam. Ich habe es erst realisiert, als ich ihn das erste Mal im Kranken-

haus gesehen habe. Und ab dem Zeitpunkt habe ich mir komischerweise nicht mehr solche Sorgen darum gemacht, dass er nicht überlebt, sondern darum, wie er überlebt. Ich hatte große Angst, dass sein Gehirn Schaden genommen hat und er seine Kinder nicht wiedererkennen könnte und pflegebedürftig sein würde. Ich hatte Angst, wie ich meinen Kindern (1 und 6 Jahre) erklären soll, dass ihr Vater nicht mehr mit ihnen Ball spielen und nicht mehr normal auf Fragen reagieren kann. Ich hatte Angst, wie ich alles gleichzeitig schaffen soll: arbeiten, Kinderbetreuung, meinen Mann versorgen.

Wie geht es Ihnen jetzt, nachdem Ihr Mann aus der Klinik entlassen ist? Was sind Ihre größten Ängste?

Meine damaligen Ängste haben sich zum Glück nicht bewahrheitet. Mein Mann hat seine Reha gut absolviert, und wie es scheint, hat er bis auf seinen Schaden am Herzen alles gut überstanden. Als er aus der Klinik nach Hause kam, konnte ich zuerst nicht mit ihm im gleichen Zimmer schlafen. Ich hatte richtig Panik davor, ich dachte, dann schlafe ich die ganze Nacht nicht. Ich weiß, dass ich ihn nicht 24 Stunden überwachen kann, aber ich habe große Angst, ihn noch einmal wie tot aufzufinden. Mittlerweile habe ich mich auch daran gewöhnt, neben ihm zu schlafen, und ich kontrolliere ihn auch nicht mehr bei jedem Mittagsschlaf. Auch bin ich gelassener, wenn er alleine joggen geht – nur das Handy muss er jetzt immer mitnehmen. Die Zeit hilft einfach, sich daran zu gewöhnen, dass er nicht jede Sekunde sterben wird. Bis jetzt geblieben ist, dass ich schnell nervös werde, wenn er zum vereinbarten Zeitpunkt nicht zurück ist, und dass ich ihn nach wie vor ein bisschen wie einen Patienten betrachte und kontrolliere. Ich lese seine Arztbefunde und versuche den Überblick zu behalten.

Was hätten Sie sich als Angehörige an Begleitung ganz gezielt in dieser Zeit gewünscht?

Ich hatte eine wunderbare Begleitung in dieser Zeit: eine Freundin, die auch Ärztin ist und die mit mir jeden Tag telefoniert hat und sich die Zeit genommen hat, mir alle medizinischen Informationen, die ich an dem Tag durch die Pfleger und Ärzte meines Mannes erhalten habe, genau zu erklären. Für mich ist es besser, wenn ich eine Situation verstehen kann, dann macht sie mir nicht so viel Angst. Durch unsere Gespräche wusste ich, was gut läuft bei meinem Mann und was gefährlich werden könnte. Meine Freundin hat mich auch darauf vorbereitet, dass er nach dem Koma verwirrt sein kann und wie krass und lange andauernd das sein kann. Ohne sie hätte ich viel unnötige Angst gehabt. So eine persönliche zeitintensive Betreuung würde ich jedem wünschen, aber ich weiß, dass nicht jeder so eine tolle Freundin hat, die gleichzeitig Ärztin ist.

Was fanden Sie gut an der medizinischen Betreuung und Versorgung Ihres Mannes?

Grundsätzlich alles, wo sich jemand Zeit genommen hat für mich, wo man mir ganz transparent gesagt hat, was man als Nächstes macht und warum und wie die Chancen und Gefahren sind. Toll war z. B. der Mann vom Notruf, der mich ganz ruhig durch die Reanimation geleitet hat und mich beruhigt hat: „Ich bleibe bei Ihnen, bis der Notarzt übernimmt." Ich habe mich nie allein gefühlt.

Super waren auch die Notärzte, die, während mein Mann im Schlafzimmer reanimiert wurde, mich ganz transparent informiert haben und mir sagten, wann sie mich wieder informieren und wie es weitergeht, wer mich wann aus der Klinik anrufen wird. Ich bin ihnen noch heute sehr dankbar.

In der Klinik wurde es schwieriger, da das Personal oft wechselte und man merkte, dass sie viel zu tun haben. Das Team der Intensivstation war bis auf Ausnahmen sehr engagiert. Es hat sich niemand beschwert, auch wenn ich zweimal am Tag angerufen habe. Besonders in Erinnerung geblieben ist mir ein ganz toller Pfleger, Dominik, der mir nicht nur viel erklärt hat, sondern auch mich gefragt hat, wie es mir geht, und mir Tipps gegeben hat. Mir ist klar, dass das Engagement über das normale Maß hinaus war, und ich bin ihm sehr dankbar.

Als mein Mann wach war und auf andere Stationen verlegt wurde, wurde es schwierig für mich: Er hat noch halluziniert, dennoch haben die Ärzte wenig mit mir, sondern mit ihm gesprochen, aber bei meinem

Mann wusste ich nicht, was ich ihm glauben kann. Ich habe oft keinen Arzt angetroffen, so sehr waren sie beschäftigt. So wurde auch die geplante Entlassung nicht einmal vorher mit mir besprochen, sondern mir einfach mitgeteilt, dass er doch nicht direkt in die Reha übergehen könne, aber jetzt entlassen werden solle. Da hätte ich mir gewünscht, die Ärzte hätten mit mir gesprochen und nicht mit meinem noch nicht ganz klaren Mann. Ich denke, dass der Grund auch ein im Vergleich zur Intensivstation schlechterer Ärzte-Patienten-Schlüssel ist. Dennoch hat man mich damit total überfahren und ich hatte wahnsinnige Angst, wie ich mit zwei kleinen Kindern zu Hause meinen Mann zusätzlich betreuen soll, von dem ich auch nicht wusste, ob er schon wieder ganz klar ist oder doch noch irgendwo halluziniert.

Ein Leben in Balance

> Herzerkrankungen können in aller Regel vermieden werden durch die Kombination aus einem gesunden Lebensstil und dem Beachten der Zeichen Ihres Körpers.

Ob es sich um Herzinfarkt, Bluthochdruck, Herzmuskelentzündung oder Herzrhythmusstörungen handelt – diese Erkrankungen können in aller Regel vermieden werden durch die Kombination aus einem gesunden Lebensstil und dem Beachten der Zeichen, die Ihnen Ihr Körper gibt. Allerdings machen es die individuellen Lebensumstände und Anforderungen oftmals zu einer wirklichen Herausforderung. Der Berufskraftfahrer hat es nun mal deutlich schwerer, Bewegung in seinen Arbeitsalltag zu bekommen, als der Briefträger, und die Stressbelastung im Krankenhaus ist sicherlich höher als in einem Museum. Manch ein Chef macht sich etwa für einen gesunden Arbeitsalltag stark, ein anderer legt vielleicht gar keinen Wert darauf. Am Ende bleibt es immer die eigene Verantwortung, gesund zu leben.

Das Allerbeste ist natürlich immer, eine Erkrankung gar nicht erst zu bekommen. Aber wie kann man durchweg „herzgesund" leben? Zunächst einmal vorneweg: Niemand muss jeden Tag, jede Stunde seines Lebens immer alles hundertprozentig richtig machen, und es ist auch gar nicht nötig. Unsere Gesundheit ist ein multifaktorielles Geschehen, das heißt, viele Bereiche wirken sich darauf aus. Dazu gehört neben der körperlichen Gesundheit eben auch die seelische. Und damit kommt es auch manchmal zu einem Abwägen. Ein Stück Sahnetorte oder ein Glas Rotwein sind nicht die gesündesten Lebensmittel, aber es kommt immer auch auf die Umstände an. Wenn Sie selten dazu greifen, ist nichts gegen gelegentliche „Ausrutscher" zu sagen, vor allem, wenn man in Gesellschaft ist, sie sollten aber nicht zur Regel werden. Genießen Sie ab und zu auch Verbotenes – aber in dem Bewusstsein, dass Sie sich jetzt etwas ganz Besonderes gönnen.

Viel Bewegung, möglichst an der frischen Luft, eine abwechslungsreiche und bunte Ernährung, möglichst ohne Zusatzstoffe, wenig bis keinen Alkohol, keine Drogen oder Zigaretten und kein übermäßiger Stress – das ist die Grundformel gegen alle diese Erkrankungen. Denn so vermeiden wir nicht nur Herzerkrankungen, sondern Übergewicht, Diabetes mellitus und Gefäßverkalkungen gleich mit. Auch Krebserkrankungen können durch diese Lebensweise reduziert werden.

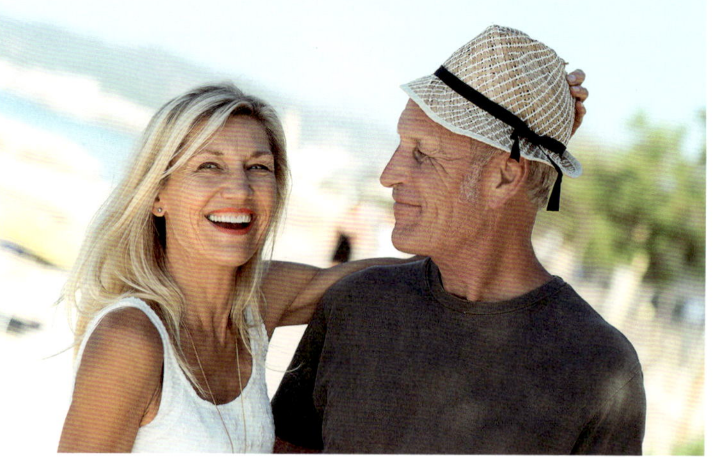

Viel Bewegung, eine bunte Ernährung – und eine Prise Humor: Das sind die Grundpfeiler eines gesunden Lebens.

Rauchen

Beim Rauchen gilt: Am besten gleich heute aufhören! Nikotin führt zu einer Verengung der Blutgefäße, erhöht dadurch den Blutdruck und bedingt eine verschlechterte Versorgung des Organismus mit Sauerstoff. Ein Rauchstopp bietet sofortige Gefäßentlastung:

- Bereits innerhalb von 20 Minuten sinkt der Blutdruck.
- Nach acht Stunden ist das Kohlenmonoxid abgeatmet.
- Nach 24 Stunden verringert sich das Infarktrisiko.
- Nach zwei Wochen verbessert sich die Durchblutung und die Lungenkapazität erhöht sich.
- Nach einem Jahr verringert sich das Herz-Kreislauf-Risiko um die Hälfte.
- Nach fünf Jahren ist das Schlaganfall-Risiko auf dem Niveau von Nichtrauchern.
- Nach 15 rauchfreien Jahren sinkt auch das Herz-Kreislauf-Risiko auf das Nichtraucher-Niveau.

Bei dem geplanten Rauchstopp können Sie sich in speziellen Raucherentwöhnungskursen Unterstützung holen. Besprechen Sie sich hierzu mit Ihrem Arzt und Ihrer Krankenversicherung.

Um einen Anfang zu machen, finden Sie im nächsten Kapitel Inspirationen zu einem herzgesunden Lebensstil. Über einen Zeitraum von vier Wochen können Sie täglich Angebote, Anregungen und Rezepte ausprobieren und testen, was Ihnen gefällt und Ihrer Gesundheit zuträglich ist.

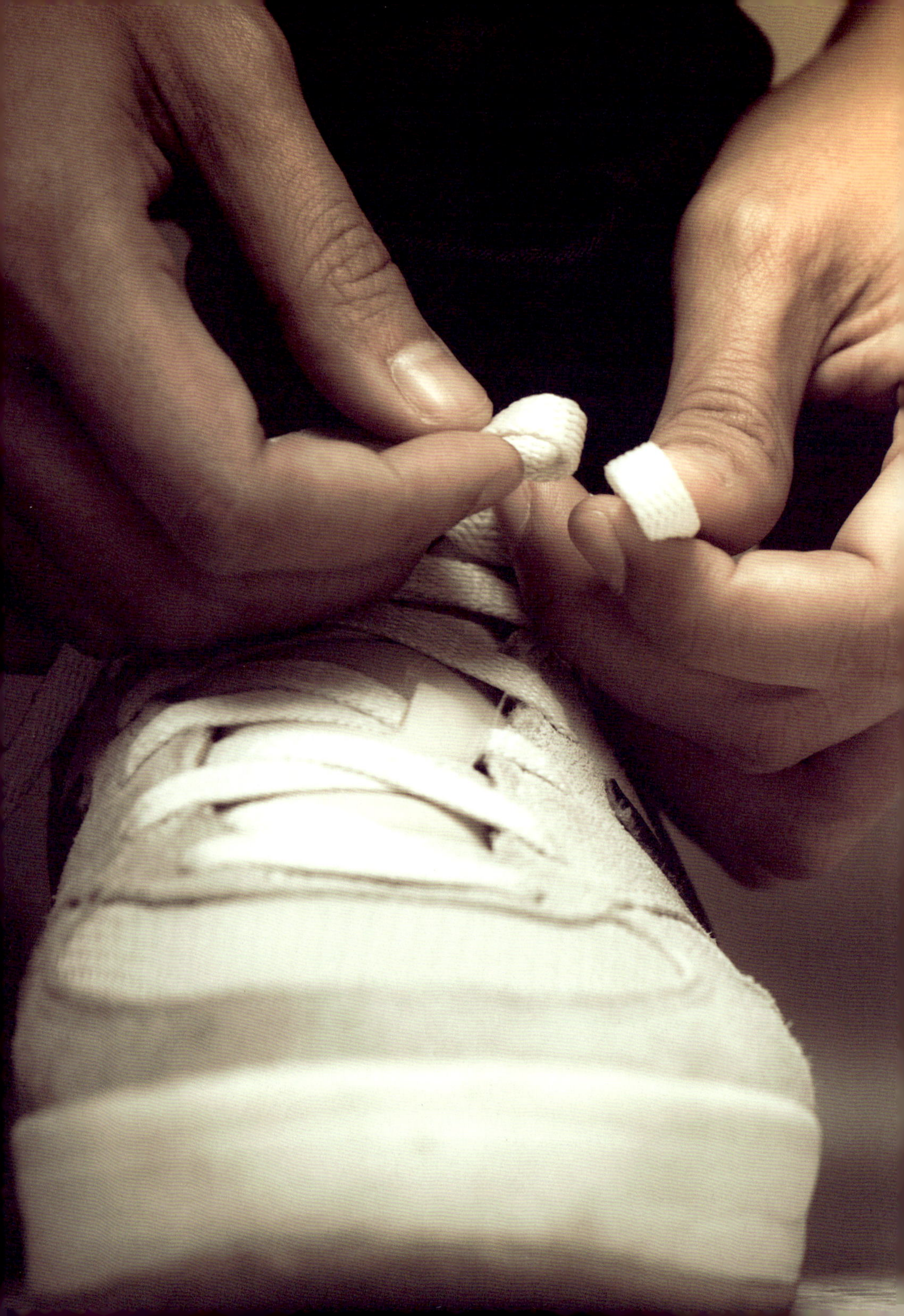

IN VIER WOCHEN ZU EINEM HERZGESUNDEN LEBENSSTIL

Sie wissen nun viel über das Herz und verschiedene Arten von Herzerkrankungen. Und Sie wissen nun auch, was Ihr Herz effektiv schützt. Nun erfahren Sie, wie Sie selbst es durch einen aktiven Lebensstil unterstützen können, damit es Ihnen noch ganz lange den Takt hält. Um die beiden Säulen Ernährung und Bewegung in Ihren Alltag zu integrieren, finden Sie im folgenden Kapitel Vorschläge, Denkanstöße und ganz viele praktische Tipps und Übungen.

DAS 28-TAGE-PROGRAMM

Eines gleich vorneweg: Niemand verlangt von Ihnen, innerhalb von 28 Tagen Ihren kompletten Lebensstil auf den Kopf zu stellen. Solche Hauruck-Aktionen enden wohl genauso wie die meisten Diäten – mit einem Rückfall und dem Gefühl „Ich schaffe es ja doch nicht“. Nein, hier geht es vielmehr darum, sich einmal ganz bewusst und in Ruhe Zeit zu nehmen, um zu beleuchten, was ist und war – denn das hat Sie in Ihre jetzige Lebenssituation gebracht – und Ihnen neue Perspektiven aufzuzeigen. Es geht nicht um eine dramatische Veränderung, sondern um die kleinen Stellschrauben, die sich leicht umsetzen und in den Alltag integrieren lassen und so kaum merklich zu einem neuen, gesünderen und lebensbejahenderen Alltag führen.

Haben Sie keine Angst vor Überforderungen. Es ist absolut erlaubt und sinnvoll, die Vorschläge an Ihre persönliche Situation anzupassen. Sie sind noch nie in Ihrem Leben gejoggt? Dann fangen Sie mit Walken an! Sie haben Schwierigkeiten mit Kniebeugen auf einem Bein? Nehmen Sie sich eine Stuhllehne zu Hilfe. Sie haben einen deutlich sportlicheren Hintergrund? Dann intensivieren Sie die Einheiten gerne.

WOCHE 1 – JETZT GEHT ES LOS!

In der ersten Woche fangen wir mit einer Bestandsaufnahme an, beleuchten den Alltag in allen Facetten und gehen einkaufen.

Ziele für Woche 1:

- sportmedizinische Untersuchung, „Go“ vom Kardiologen
- eine Bestandsaufnahme Ihres Lebensstils
- ein neues Sportoutfit
- Ihre Kalorienbilanz kennen
- ein Kühlschrank mit leckeren und gesunden Lebensmitteln

Tag 1: Die Grundlagen schaffen

Die sportmedizinische Untersuchung

Bevor es in Woche 2 richtig sportlich wird, sollten Sie jetzt mit Ihrem behandelnden Arzt klären, welche individuellen Einschränkungen bei Ihnen eventuell bestehen oder worauf Sie besonders achten müssen. Am Ende des Gesprächs sollten ...

- Sie Ihre individuelle Belastungsgrenze kennen,
- insbesondere große Narben, wie sie nach einer Herzoperation (mit Sternotomie) entstehen, vollständig verheilt und der Knochen wieder voll belastbar sein,
- der Blutdruck gut eingestellt sein.

Der Sportmediziner entscheidet, welche Untersuchungen zu Ihrem Alter und Ihrem Gesundheitszustand passen. Die Basisuntersuchung muss mindestens aus der Ganzkörperuntersuchung, dem Ruhe-EKG und einer Beratung zu Sportart und Training bestehen. Die erweiterte Untersuchung beinhaltet zusätzlich eine Ultraschalluntersuchung des Herzens und ein Belastungs-EKG. Zusätzlich kann diese durch einen Lungenfunktionstest sowie eine Blutuntersuchung ergänzt werden (siehe Seite 34).

Bestandsaufnahme des Lebensstils

Es ist sinnvoll, sich über einen kurzen, definierten Zeitraum einmal damit auseinanderzusetzen, wie gesund der eigene Lebensstil tatsächlich (und nicht nur gefühlt) ist.

- Schritt 1: Notieren Sie ab heute eine Woche lang alles (wirklich alles!), was Sie essen und trinken und wie viel davon.
- Schritt 2: Notieren Sie ab heute jede Form von Bewegung, die Sie ausgeführt haben. Vergessen Sie nicht, die Dauer und die Intensität aufzuschreiben.

Es gibt unzählige Apps und Webseiten, die Ihnen dabei helfen können. Ein Vorteil ist, dass sie gleich die Kalorien ausrechnen und die Nahrung in die einzelnen Bausteine Kohlenhydrate, Fette, Eiweiße aufteilen. Um zwei kostenlose Beispiele zu nennen: Mit www.fettrechner.de können Sie unkompliziert die Ernährung des Tages eingeben und die Kalorien werden automatisch addiert. In einem zweiten Schritt können Sie sich dann ausrechnen lassen, wie viel Sie in einer gewünschten Sportart trainieren müssen, um auf eine ausgeglichene Kalorienbilanz zu kommen. Bei www.myfitnesspal.com ist das Prinzip ganz ähnlich, allerdings mit Anmeldung. Dafür bekommen Sie zusätzlich leckere Rezeptideen angeboten.

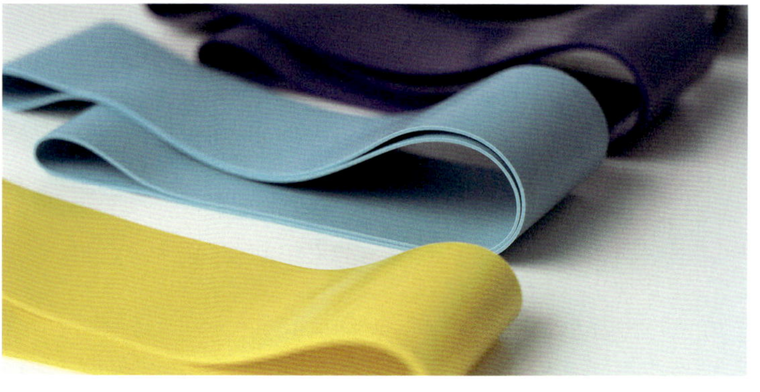

Für den Trainingsteil brauchen Sie lediglich ein Gymnastikband. Die allermeisten Übungen funktionieren ganz ohne Hilfsmittel.

Tag 2: Die richtige Ausrüstung

Damit ein aktiver Lebensstil so viel Freude wie möglich bereitet, ist es hilfreich, schöne, gut sitzende und funktionale Sportbekleidung zu haben. Funktionelle Kleidung erleichtert das Sporterlebnis absolut, denn mit den richtigen Textilien schwitzen Sie weniger. Keinesfalls sollte hier der Spaßfaktor zu kurz kommen, denn es macht einfach mehr Freude, wenn einem das Outfit auch optisch gefällt. Ihr Kleiderschrank gibt das bereits her? Umso besser! Dann nutzen Sie den Tag heute, die Sachen herauszulegen und vielleicht auch noch einmal anzuprobieren.

Checkliste Sportausrüstung

- Gut sitzende Sportschuhe. Diese sollten nicht nur Ihrem Fuß, sondern auch der von Ihnen gewählten Sportart angepasst sein. Wenn Sie ein kompletter Sporteinsteiger sind, rate ich Ihnen zu einem Paar neutraler Laufschuhe. Die sind vielfältig einsetzbar. Haben Sie dann Ihre Sportarten gefunden, können Sie immer noch mit entsprechenden Spezialschuhen nachrüsten. Mehr zu den richtigen Schuhen finden Sie bei Tag 3.
- Eine Sporthose. Hier eignet sich für Sporteinsteiger eine eng anliegende Hose (Sport-Tight oder Lauf-Tight). Mit dieser Hose können Sie alles machen.
- Oberteile im Zwiebelschalen-Prinzip. Für Frauen: ein gut sitzender, unterstützender Sport-BH ist absolut notwendig. Dazu ein ärmelloses Funktionsshirt und eines mit langem Arm.
- Eine Funktionsjacke, damit Sie wirklich bei jedem Wetter loslegen können.
- Eine Trainingsmatte. Achten Sie beim Kauf darauf, dass sie ausreichend abpolstert und lang genug ist (mindestens Körperlänge, besser etwas länger).
- Ein Fitnessband. Es gibt sie in verschiedenen Stärken: Je fester das Band ist, desto intensiver wird die Übung.

- Im Sommer sind noch folgende Dinge sinnvoll:
  - eine Sport-Sonnenbrille
  - eine Kopfbedeckung als Sonnenschutz
  - Sonnencreme
- Im Winter:
  - Handschuhe
  - eine dünne Sportmütze
  - ein Funktionsbuff für einen warmen Hals

Laufuhr

Ob Sie sich noch verschiedene Tools wie beispielsweise Sportgeräte für daheim oder Schwimmhilfen zulegen, kommt auf Ihre gewählte Sportart an. Hilfreich ist in meinen Augen aber vor allem eine Laufuhr.

Wenn ich gefragt werde, ob oder welche Uhr man sich anschaffen solle, lautet meine Antwort: Hier gibt es keine Standardlösung und auch nicht die eine Uhr für alle. Vielmehr gilt es zunächst einmal herauszufinden, was für ein Typ man ist. Während es den einen absolut motiviert, nach jeder Trainingseinheit ganz genau zu sehen, wie viele Kilometer er in welcher Zeit, in welcher Geschwindigkeit, über wie viele Höhenmeter gerannt ist, kann es genau das sein, was einen anderen total abtörnt und den ganzen Spaß am Sport nimmt. Trainieren Sie gezielt, um sich den geliebten Schokoriegel zu verdienen? In diesem Fall macht natürlich eine Uhr, die die verbrannten Kalorien für Sie ausrechnet, Sinn.

Es gibt mittlerweile Uhren, die eine Notfallfunktion haben. Das heißt, diese Uhren können eigenständig, wenn sie einen Unfall wahrnehmen, vorher eingespeicherte Notfallkontakte informieren und die genauen GPS-Daten Ihres Standorts übermitteln. Solche Uhren empfehlen sich besonders, wenn Sie viel alleine draußen unterwegs sind.

Bevor Sie sich also mit der Wahl eines Modells auseinandersetzen, sollten Sie sich fragen, ob Sie überhaupt der Datensammeltyp sind. Hier gibt es kein Richtig oder Falsch, das ist reine Geschmackssache. Entscheiden Sie sich dann für eine Uhr, sollten Sie ein wenig Zeit in die Recherche geben, denn es kommt nicht nur auf die Funktionalität an, sondern auch auf einen guten Sitz. Achten Sie auf eine gute Qualität – es muss nicht gleich der „Rolls Royce“ unter den Modellen sein, aber geben Sie lieber etwas mehr Geld aus, damit Sie nicht gleich wieder eine neue kaufen müssen.

Tag 3: Die richtigen Schuhe

Den richtigen Schuh zu finden ist nicht ganz trivial. Ein gut sitzender Sportschuh ist wichtig, damit Sie keine Gelenkprobleme in Fuß, Knie oder Hüfte bekommen.

Natürlich ist die richtige Größe wichtig – wussten Sie, dass 80 Prozent der Deutschen die falsche Schuhgröße tragen? Hier kann man meist nicht einfach die gleiche Größe wie beim Alltagsschuh nehmen. Sportschuhe müssen in der Regel mindestens eine, wenn nicht sogar zwei Nummern größer gekauft werden als der normale Alltagsschuh. Leider fallen dazu noch die Größen bei verschiedenen Herstellern unterschiedlich aus, daher heißt es hier, viele Modelle in Ruhe anprobieren und sich in einem Fachgeschäft beraten lassen. Auch auf die Sohle und die Unterstützungssysteme kommt es an – holen Sie sich hier ruhig Rat vom Experten ein.

Checkliste Sportschuh

- Passt die Größe? Testen Sie sie gleich in entsprechenden Sportsocken!
- Stimmt die Schuhweite? Die Zehen sollen Luft haben, aber die Ferse soll gut umschlossen sein.
- Passt die Unterstützung des Fußgewölbes? Reicht ein Neutralschuh oder brauchen Sie eine Supinationsstütze?

- Passt die Sohle zum Untergrund, auf dem Sie sich bewegen wollen?
- Falls Sie bereits Laufschuhe besitzen: Wie lange laufen Sie schon darin? Nach etwa 1000 Kilometern (dies ist nur ein grober Richtwert, denn der Verschleiß hängt von mehreren Faktoren ab) sollte man sie durch ein neues Modell ersetzen.
- Je nach Trainingsvolumen kann es auch sinnvoll sein, mehrere verschiedene Modelle im Wechsel zu laufen.

Tag 4: Lebensmittel auf gesund umstellen

Bevor Sie heute einkaufen gehen, nehmen Sie sich einmal Zeit, kritisch Ihre Vorräte durchzusehen. Fangen Sie mit dem Kühlschrank an: einmal bitte komplett leer räumen! (Dies ist auch ein super Zeitpunkt, die immer wieder aufgeschobene Grundreinigung desselben vorzunehmen.) Wenn Sie nun den Kühlschrank wieder einräumen, schauen Sie einmal auf die Inhaltsstoffe der einzelnen Lebensmittel.

Vorräte sichten und bewerten

Sie sollten heute ein Gefühl dafür bekommen, welche Ihrer alltäglichen Lebensmittel weitestgehend naturbelassen sind und in welchen vielleicht jede Menge Chemie steckt. Außerdem sollten Sie einen kurzen Blick auf die Nährwertangaben auf der Packung werfen. Wie viele Kalorien, Kohlenhydrate (davon Zucker), Fette (davon gesättigte Fettsäuren) und Eiweiße sind enthalten? Versteckte Zuckerfallen sind häufig Fertigsoßen wie Ketchup und Co. Diese sollten wirklich nur in Ausnahmen auf den Teller kommen.

Nun versuchen Sie beim Einräumen die ungesunden Lebensmittel separiert unterzubringen. Damit sind stark verarbeitete, gesüßte oder hochkalorische Lebensmittel gemeint. Diese können Sie noch aufbrauchen, versuchen aber in Zukunft darauf zu verzichten, oder zumindest den Konsum einzuschränken. Somit haben Sie auch automatisch mehr Platz für die guten Lebensmittel.

Herzgesund einkaufen

Wir alle haben unsere eingefahrenen Einkaufsmuster. In aller Regel greift man meistens zu den gleichen Sachen, denn man hat einfach keine Zeit, sich auf Neues einzustellen. Jetzt sind Sie aber an einem Punkt, an dem Sie es besser machen wollen, also sollten Sie versuchen, einmal die alten Muster zu durchbrechen. Wie geht das? Eine gesunde Küche muss nicht automatisch zeitaufwendig sein.

Suchen Sie sich einen Tag aus, an dem Sie sich einmal etwas mehr Zeit beim Einkaufen lassen können. Eventuell gibt es einen schönen Bauernmarkt in Ihrer Nähe – trauen Sie sich, einmal neues Obst und Gemüse auszuprobieren. Die Abwechslung macht's – kaufen Sie bunt ein!

Erstellen Sie eine Einkaufsliste. Sorgen Sie dafür, dass Sie die Basics im Haus nach und nach durch gesündere Varianten austauschen. Das könnten Sie beispielsweise ersetzen:

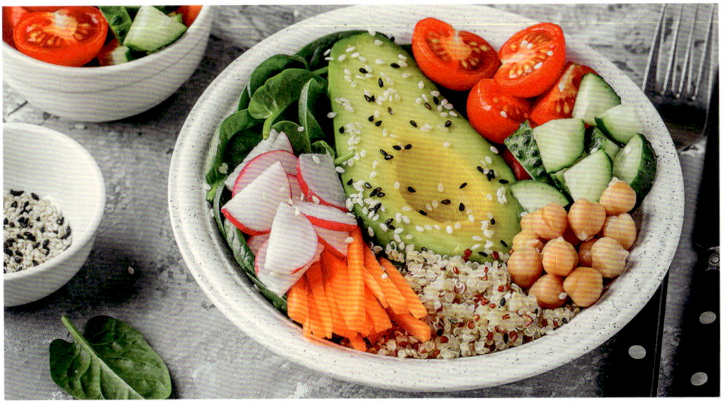

Es gilt die Devise: Bunt einkaufen – vielseitig essen!

- die Gemüsebrühe durch eine Variante ohne Geschmacksverstärker
- das Apfelmus durch Apfelmark, das keinen zusätzlichen Zucker enthält
- die Konfitüre mit nur 50 Prozent Früchten durch einen Fruchtaufstrich mit 75 Prozent Frucht
- die Butter hin und wieder durch Frischkäse oder Quark (oder deutlich weniger dick auf das Brot schmieren)
- Salami durch fettarmen Schinken

Tipps für die tägliche Küche

- Viele Fertiggerichte lassen sich mit nur wenig Mehraufwand ganz schnell selber zubereiten. Reduzieren Sie Salz, Zucker und verzichten Sie auf künstliche Geschmacksverstärker, und schon wird selbst die Currywurst etwas gesünder!
- Sie lieben Fruchtquark? Er ist schnell aus frischem Obst und Quark selber zubereitet, aber wenn Sie wenig Zeit haben, strecken Sie den gekauften mit etwas reinem Quark – schon ist Ihr Snack eiweißreicher, enthält weniger Zucker und ist damit gleich gesünder. Das gilt auch für alle anderen fertig zubereiteten Speisen – kaufen Sie davon so wenig wie möglich ein.
- Achten Sie auf Ihre Getränkewahl. Limonaden sind bis auf wenige Ausnahmen nicht ratsam. Wenn Ihnen nur Wasser zu langweilig ist, gibt es hervorragende Tees, die gekühlt wunderbar erfrischend schmecken, und das ganz ohne Kalorien. Auch aufgebrühter Ingwer mit Minze und einem Schuss Zitronensaft ist eine wohlschmeckende Variante besonders in der kühleren Jahreszeit (Rezept siehe Seite 161). Legen Sie sich mehrere verschließbare Glasflaschen zu. Darin lässt sich der Tee zubereiten und gleich auch kaltstellen. So haben Sie immer ein leckeres und abwechslungsreiches Erfrischungsgetränk zur Hand.

- Wie sieht es mit den Snacks aus? Sie sind keineswegs verboten, aber es gibt große Unterschiede. Während Chips wirklich nur in kleinen Mengen und auch nur als Ausnahme verzehrt werden sollten, dürfen Nüsse (allerdings ungewürzt und nicht mehr als eine Handvoll) täglich auf Ihrem Speiseplan stehen.
- Bereiten Sie größere Portionen zu und frieren einen Teil davon ein.
- Um es einfacher zu machen, die tägliche Ration Obst und Gemüse zu essen, kann es helfen, wenn Sie die Köstlichkeiten in einer Schale direkt auf dem Esstisch platzieren. Am besten gleich nach dem Einkaufen waschen, bevor Sie es einräumen. So wird es leichter, schnell etwas davon aufzuschneiden, als wenn Sie es erst heraussuchen, waschen und zum Tisch tragen müssen. Machen Sie sich so den Zugang zum Gesunden einfach leichter. Die Schokolade hingegen darf gut verstaut irgendwo gelagert sein!
- Informieren Sie sich, ob es in Ihrer Nähe einen Bauern gibt, der Sie wöchentlich mit einer Bio-Kiste versorgt. Darin finden sich Obst und Gemüse der Saison, häufig gleich mit leckeren Rezepten dazu. So kommen Sie ganz automatisch dazu, auch einmal Neues zu probieren, müssen weniger einkaufen und unterstützen gleichzeitig die regionale Bio-Landwirtschaft.

Kochbücher ausprobieren

Es gibt tolle Kochbücher für eine schnelle, aber dennoch ausgewogene und frische Küche. Kaufen Sie sich ein Kochbuch, das Sie anspricht. Beachten Sie beim Kauf, dass die Gerichte alltagstauglich sein sollten. Alternativ können Sie natürlich auch das Internet nach Inspirationen durchforsten.

So sieht eine herzgesunde Küche aus

Wenn Sie in Ihre Küche gehen, sollte dort ...

- eine Vielfalt an frischem Obst und Gemüse zu finden sein,
- ein Vorrat an unverarbeitetem Tiefkühlobst und -gemüse vorhanden sein, wenn es einmal schnell gehen muss,
- ein Grundvorrat an Nudeln, Reis, Grieß, Zucker und Mehl vorhanden sein,
- das Gewürzregal von Mischungen mit Geschmacksverstärkern und verstecktem Salz befreit und durch reine Kräuter und Gewürze ersetzt sein,
- gesunde Snacks wie Nüsse gut sichtbar und schnell greifbar im Vordergrund stehen,
- gesüßte Getränke durch selbstgemachte zuckerfreie Varianten ersetzt sein,
- Alkohol wenn überhaupt nur in kleinen Mengen vorrätig sein,
- Schokolade und Co. zwar vorhanden sein, aber gut verstaut, sodass sie Sie nicht täglich anlachen.

Tag 5: Das richtige Maß an Bewegung

Neben einer gesunden und ausgewogenen Ernährung ist es das richtige Maß an Bewegung, das uns gesund hält. Dabei ist die Dosierung genauso wichtig, wie sie es bei Medikamenten ist. Zu wenig Bewegung kann leider keine volle Wirkung erzielen, zu viel hingegen kann großen Schaden anrichten. Dazu kommen noch sozusagen die Inhaltsstoffe – auch wie bei einem Medikament.

Leider ist es in vielen Köpfen noch verankert, dass ein Arzt nur ein guter Arzt ist, wenn man mit einem Rezept für Tabletten die Praxis verlässt. Der Ratschlag hingegen, die Beschwerden werden sich auflösen und auch nicht mehr wiederkommen, wenn man von nun an einen gesunden Lebensstil mit viel Bewegung an der frischen Luft und einer ausgewogenen Ernährung führt, wird meist skeptisch, wenn nicht widerwillig entgegengenommen. Natürlich wird es mit diesem Ratschlag ein wenig länger dauern, bis beispielsweise die Rückenschmerzen vergehen, dafür sind Sie dann aber auch langfristig schmerzfrei und nicht nur für die nächsten acht Stunden, wie es bei einem Schmerzmittel der Fall ist. Dazu ist die Änderung des Lebensstils völlig frei von negativen Nebenwirkungen, was man von Medikamenten nicht generell sagen kann.

Natürlich gibt es Situationen, in denen nur Medikamente helfen. Und dann ist es ein Segen, dass es sie gibt. Aber in ganz vielen Fällen hilft eine Lebensstilintervention genauso gut, wenn nicht besser, langfristiger und frei von unerwünschten Nebenwirkungen. Also geben Sie Ihrem Arzt eine Chance, wenn er sich die Zeit nimmt, Ihnen diese so gesunde Therapieoption zu erläutern.

Das Rezept für eine gesunde Bewegung

Dass eine gesunde Ernährung unabdingbar dazu gehört, wissen Sie bereits. Um einen gesunden, widerstandsfähigen und leistungsfähigen Körper zu erhalten, braucht es auch die richtige Bewegung. Die Kombi macht's! Wie bereits erwähnt, kommt es auch bei der Bewegung auf das richtige Maß und die „Zutaten" an. Natürlich ist eine Bewegungsform immer besser als gar keine, aber am besten kombinieren Sie Ausdauer- und Krafttraining mit ausreichend Regeneration sowie einem Training der Flexibilität, um Ihrem Körper rundum Gutes zu tun:

- **Ausdauertraining** stärkt vor allem das Herz-Kreislauf-System.
- **Kraftsport** stützt durch eine Zunahme der Muskelmasse das Grundgerüst besser, hilft, Verletzungen vorzubeugen und erhöht quasi nebenbei den Grundumsatz.
- Sportarten wie Yoga oder Pilates helfen neben ebenfalls einer Verbesserung der Muskulatur, eine bessere **Flexibilität** und **Entspannung** herbeizuführen.

Eine herzgesunde Woche könnte also beispielsweise eine Einheit Schwimmen und eine Einheit Walken à 45 Minuten, eine Stunde Pilates und jeden Abend fünf Minuten Krafttraining mit dem eigenen Körpergewicht beinhalten. Sie glauben, das lässt Ihre Zeit nicht zu? Gerade eine Ausdauereinheit wie Walken lässt sich aber vielleicht schon durch die ohnehin anfallenden Wege wie zur Arbeit oder zum Einkaufen erledigen.

Tag 6: Alles unter einen Hut bekommen

Fühlen Sie sich erschlagen von den Empfehlungen aus Tag 5? Fragen Sie sich, wo Sie das bei aller Motivation noch in Ihrem Tag unterbringen sollen? Keine Sorge, die Anforderungen von Alltag und Arbeit lassen sich vereinbaren, aber zugegebenermaßen muss man recht organisiert sein. Was vielleicht in Zeiten der Ausbildung oder als Single noch so nebenbei ging, wird im Berufsleben schon schwieriger und scheint stellenweise fast unmöglich, wenn Familie und Kinder dazukommen.

Daher ist es enorm hilfreich, wenn Sie auch Ihren Berufsalltag so gesund wie möglich gestalten. Prüfen Sie für sich einmal folgende Möglichkeiten:

- Lassen sich Ihre Wege zur Arbeit, zur Kita, zur Schule, zu Freunden oder zum Einkaufen (zumindest an manchen Tagen) auch mit dem Fahrrad zurücklegen? Das wäre der Jackpot, denn damit erreicht man quasi nebenbei schon einen Großteil der gesundheitsfördernden Aktivität.
- Wie sieht Ihr Arbeitszimmer aus? Besteht die Option auf einen höhenverstellbaren Schreibtisch, sodass Sie auch im Stehen arbeiten können?
- Schaffen Sie sich künstliche Wege: den Mülleimer weiter weg vom Schreibtisch aufstellen, damit Sie jedes Mal aufstehen müssen, um ihn zu erreichen. Anstatt die Kollegen anzurufen,

gehen Sie wenn möglich zu ihnen ins Büro. Benutzen Sie nicht die Toilette um die Ecke, sondern eine drei Stockwerke höher.

- Meiden Sie den Fahrstuhl und gehen Sie die Treppe hinauf. Schöner Nebeneffekt: Gibt einen knackigen Po!
- Machen Sie wann immer möglich eine aktive Pause. Das kann die Mittagsstulle im Gehen an der frischen Luft sein, eine Büro-Plank-Challenge oder vieles mehr. Manche Chefs unterstützen sogar eine längere Pause, in der man richtig Zeit hat, Sport zu machen. Man ist dann zwar etwas länger bei der Arbeit, hat aber vor Büroschluss schon richtig etwas für sich gemacht. Gerade im Winter ist das empfehlenswert, weil Sie so die Möglichkeit haben, Tageslicht zu sehen. Möglicherweise gibt es auch Sportkurse in Ihrer Firma, die Sie morgens oder in der Mittagszeit belegen können.
- Falls Sie viel sitzen: Auch wenn es etwas Zeit kostet, bauen Sie regelmäßige kurze Bewegungspausen ein. Es ist sehr ungesund für den gesamten Körper, zu lange am Stück unbeweglich zu sitzen. Wenn Sie nicht aufstehen können oder wollen, dann strecken und dehnen Sie sich am Platz, drehen Sie sich nach rechts und links hinten und rollen Sie die Schultern.
- Haben Sie die Möglichkeit, sich während der Arbeitszeit gesund zu ernähren? Wenn das nicht der Fall ist, stellen Sie Ihr Mittagessen lieber auf Brot und Müsli um und kochen abends daheim. Denn jeden Tag ungesundes Essen aus der Kantine oder Fast Food vom Dönerstand gegenüber ist ganz sicher keine Alternative. Als Snacks eignen sich frisches Obst und Gemüse, dazu Nüsse.

Hürden reduzieren

Es ist immer besser, jeden Tag zehn Minuten zu trainieren als gar nicht. Die Ausrede „für so eine kurze Einheit lohnt es sich ja gar nicht" zählt nicht! Wenn Sie sich auf dem Heimweg immer wieder vornehmen, gleich noch Sport zu machen und dann doch unverrichteter Dinge auf dem Sofa stranden, können folgende Tipps helfen:

- Machen Sie den Sport unmittelbar nach dem Heimkommen – noch bevor Sie die Gelegenheit hatten, sich hinzusetzen.
- Erleichtern Sie sich die Sache, indem die Sportsachen parat liegen und die Yogamatte schon ausgerollt ist.
- Verabreden Sie sich mit Freunden zum Sport.
- Falls es daran scheitert, dass Sie erst einmal etwas essen müssen: Snacken Sie auf dem Heimweg ein paar Nüsse oder eine Banane – das reicht für den Sport, danach können Sie dann richtig essen.
- Falls Sie Familie haben: Die Wahrscheinlichkeit, dass Sie sich mit kleinen Kindern zu wenig bewegen, ist sehr gering. Dennoch kann ein Sportprogramm einen schönen Ausgleich zum oft stressigen Alltag darstellen. Gut lässt sich die Bewegung ab einem bestimmten Alter der Kinder auch gemeinsam gestalten: Lassen Sie sich doch manchmal von Ihrem Kind beim Joggen mit dem Fahrrad begleiten. Vielleicht läuft es bald schon selber mit (und dann auch bald sogar schneller als Sie). Auch kurze Work-out-Programme können durchaus als Familie durchgeführt werden und bringen gemeinsam eine Menge Spaß.

Tag 7: Kalorienverbrauch und -bedarf ermitteln

Nehmen Sie sich jetzt die Liste zur Hand, die Sie über die Woche geführt haben. Rechnen Sie für jeden Tag die Kalorien, im Idealfall auch mit der Verteilung auf Kohlenhydrate, Fette und Eiweiße aus. Es gibt Internetseiten und Apps, die Ihnen sehr gut dabei helfen (siehe Tag 1).

Nun berechnen Sie Ihren Grundumsatz. Der Grundumsatz ist die Energie, die Ihr Körper zur Aufrechterhaltung seiner Grundfunktionen benötigt:

Männer: Grundumsatz = [Körpergewicht in kg] x 24 x 1,0
Frauen: Grundumsatz = [Körpergewicht in kg] x 24 x 0,9

Weil der Energieumsatz aber steigt, wenn Sie körperlich aktiv sind, kommt zum Grund- noch der Leistungsumsatz dazu. Um Ihren gesamten Energieumsatz, also den tatsächlichen Kalorienbedarf zu ermitteln, müssen Sie Ihren Grundumsatz noch mit einem sogenannten Aktivitätsfaktor multiplizieren. Dieser liegt je nach Tagesablauf zwischen 1,2 und 2,4.

AKTIVITÄT	FAKTOR
nur sitzend oder liegend	1,2
fast ausschließlich sitzend, wenig Bewegung (z. B. Büroangestellte oder Kraftfahrer)	1,4–1,5
überwiegend sitzend, mit zusätzlichen stehenden/gehenden Tätigkeiten (z. B. Student oder Laborantin)	1,6–1,7
überwiegend stehende/gehende Tätigkeit (z. B. Verkäufer oder Hausfrau)	1,8–1,9
körperlich anstrengende Tätigkeit (z. B. Bauarbeiter oder Altenpflegerin)	2,0–2,4

Jetzt haben Sie einen guten Einblick sowohl in Ihren Kalorienverbrauch als auch Ihre Kalorienaufnahme erhalten. Stimmt die Bilanz? Machen Sie sich klar: Auch wenn es jeden Tag nur 50 Kalorien zu viel sind – das sind in der Woche schon 350 Kalorien und im Jahr 18.200 Kalorien! Daher ist es so wichtig, dass die Bilanz am Ende stimmt, sonst kommen ganz langsam immer mehr Kilos auf die Hüften.

Beim Abnehmen Zeit lassen

Die gute Nachricht aber ist: Genauso, wie man nicht an einem Tag zu dick wird, muss man auch nicht an einem Tag wieder dünn werden. Setzen Sie sich kleine Ziele. Sie wollen drei Kilo abnehmen? Wunderbar. Dann streben Sie jeden Tag eine um 50 Kalorien negative Bilanz an und lassen sich die Zeit, die es braucht. So tut es gar nicht wirklich weh, und Sie nähern sich auf einem gesunden Weg Ihrem Idealgewicht an. „In zehn Tagen zum Idealgewicht" bleibt einfach ein Frauenmagazin-Mythos: Niemand wird in zehn Tagen dick, also kann auch niemand in zehn Tagen wieder schlank werden.

So, und daher dürfen Sie jetzt auch ganz schnell wieder aufhören mit dem Kalorienzählen! Davon wird letztlich nämlich niemand schlank. Es ging in dieser Woche einzig darum, Ihnen ein besseres Bewusstsein über Inhaltsstoffe, Nährstoffverteilung und Kalorienbilanz zu ermöglichen. Das haben Sie jetzt erreicht!

WOCHE 2 – VON DER THEORIE ZUR PRAXIS

Nach viel Theorie in der ersten Woche darf jetzt geschwitzt und gekocht werden. Also rein in die Sportklamotten und los geht's!

Ziele für Woche 2:

- eine Ausdauersportart entdecken und damit beginnen
- wissen, was Sie für eine Sportart praktizieren wollen
- ein erfolgreiches Krafttraining absolvieren
- mindestens einen Tag mit einer ausgeglichenen Kalorienbilanz leben

Tag 8: Ausdauertraining

Die WHO empfiehlt Erwachsenen mindestens 75 Minuten intensive oder 150–300 Minuten moderate körperliche Aktivität jede Woche. Zusätzlich sollen an zwei oder mehr Tagen alle Muskelgruppen durch Krafttraining gestärkt werden. Damit schützen Sie Ihren Körper gut vor Erkrankungen. Ein Mehr ist dabei immer erlaubt.

Welche Sportart passt zu mir?

Überlegen Sie sich heute, welche Ausdauersportarten Ihnen am meisten Spaß machen. Können Sie eine davon vielleicht mit Ihrem Weg zur Arbeit, zum Hobby oder zum Einkaufen verbinden? Umso besser! Wichtig ist, dass man sich klar macht, dass es entweder „lang und locker" oder „kurz und hart" heißt. Sie können also entweder mindestens 30 Minuten locker vor sich hin radeln, Sie können aber auch den gleichen oder sogar noch einen besseren Effekt (wenn Ihr Gesundheitszustand das erlaubt!) erreichen, indem Sie über einen kürzeren Zeitraum intensiver trainieren. Das Schöne an dieser Einheit: „Alles geben" bezieht sich ganz individuell auf Ihr persönliches „alles". Also keine Angst!

Ein Beispiel für ein intensives Ausdauertraining für den Einstieg könnte so aussehen: Laufen Sie sich fünf Minuten ganz locker ein, es darf gern sehr langsam sein. Dann starten Sie zunächst mit „20/40". Das heißt: 20 Sekunden alles geben, dann 40 Sekunden locker traben. Das machen Sie zweimal direkt hintereinander. Jetzt folgt eine Erholungspause von drei Minuten, das heißt, Sie dürfen gehen, aber bleiben Sie nicht stehen. Dann kommt der nächste Block „20/40", wieder über zwei Minuten. Im Anschluss laufen Sie sich locker aus, mindestens fünf Minuten. Für Ihre Bewegungsbilanz: Dieses intensive Training hat 17 Minuten gedauert.

Mit dieser Einheit haben Sie ein wunderbar intensives Lauftraining absolviert. Dieses können Sie in der gleichen Form noch einmal in der Woche machen. Nach jeweils zwei Einheiten desselben Trainings steigern Sie die Intensität: Entweder machen sie statt 20/40 nun 30/30 oder 40/20, oder sie machen aus den zwei Minuten intensiver Belastung drei Minuten oder aber sie machen aus den zwei Blöcken drei usw.

In unserem Beispiel ist Laufen die Sportart, das Training lässt sich aber ganz leicht auch auf Schwimmen, Walken oder Radfah-

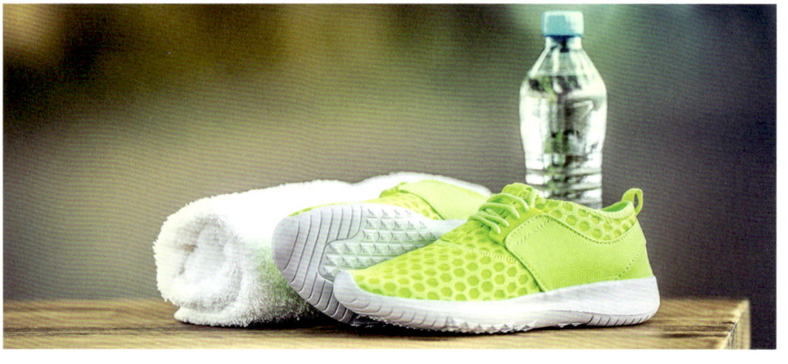

Ob Sie Joggen gehen oder den Weg zur Arbeit zu Fuß zurücklegen: Jede Bewegung stärkt Ihr Herz!

ren übertragen – probieren Sie, was Ihnen davon am meisten liegt, oder wechseln Sie ab.

Richtig atmen
Bei jeder körperlichen Anstrengung gilt: Meiden Sie die Pressatmung! Besser: in die Belastung ausatmen, dann erhöht sich der Druck im Körper nicht so stark. Auch hilfreich ist es, lieber mehr Wiederholungen mit geringerer Intensität zu absolvieren.

Tag 9: Eine ausgeglichene Kalorienbilanz

Heute bekommen Sie ein Beispiel für einen bilanzierten Tag, der Spaß macht. Ein Tipp für die Flüssigkeitszufuhr: Trinken Sie gegen den Durst Wasser oder ungesüßte Tees. Kaffee oder Tee mit Milch müssen natürlich mit auf die Kalorientabelle.

Ihr Tagesplan

- **Frühstück:** 1 Ei, 1 Portion zuckerfreies Müsli (100 g) mit frischen Apfelstücken (½ Apfel) und Milch (1,5 % Fett, 150 ml), 1 Glas Orangen-Direktsaft (200 ml): 616 kcal
- **Mittagessen:** 1 Stück fettarmes Fleisch (200 g) oder gebackener Feta, gedünstetes Gemüse, 1 Backofenkartoffel mit Kräuterquark, 2 Gläser Wasser: 409 kcal
- **Snack:** 1 Banane, 1 Handvoll Nüsse, 1 Glas Milch (1,5 % Fett): 465 kcal
- **Abendessen:** 1 Scheibe Vollkornbrot mit Frischkäse und Gurke, 1 Scheibe Weißbrot mit Butter und Käse oder Schinken, 1 Möhre, ½ Paprika, 2 Becher ungesüßter Tee: 450 kcal

Damit haben Sie heute insgesamt etwa 1940 kcal zu sich genommen. Ausgehend von einem Körpergewicht von 70 Kilogramm, sieben Stunden Schlaf und einer vorwiegend sitzenden Tätigkeit deckt das Ihren täglichen Kalorienbedarf. Wenn Sie mehr essen möchten, drehen Sie einfach an der Bewegungsschraube: Dann ist auch noch ein Stück Kuchen erlaubt. Für beispielsweise ein Stück Apfelkuchen (230 kcal) müssen Sie etwa eine halbe Stunde laufen oder eine Stunde Pilates machen.

Tag 10: Ein Hoch auf das Krafttraining

Während Krafttraining die Muskeln stärkt und uns damit robuster, belastbarer und schmerzfreier werden lässt, erhöht die gesteigerte Muskelmasse auch den Grundumsatz, ein wirklich schöner Nebeneffekt. Dennoch schreckt das Wort Krafttraining viele Menschen ab – völlig zu Unrecht. Die Devise lautet hier genauso wie beim Ausdauertraining: locker anfangen und sich langsam steigern.

Es muss nicht ein teures Fitnessstudio oder ein anstrengendes Training mit Geräten sein. Ein gesundes Krafttraining können Sie auch ganz wunderbar daheim ausführen, entweder mit dem reinen Körpergewicht und klassischen Übungen wie Liegestütz, Situps und Kniebeugen, oder aber mit Hanteln oder einem Fitnessband. In Grünanlagen und Parks findet sich immer häufiger ein Fitness-Parcours mit Geräten, Sie müssen also nicht einmal Geld ausgeben und sind dabei noch an der frischen Luft.

Noch einmal zur Erinnerung: Für ein Krafttraining müssen sämtliche Narben gut verheilt, das Brustbein wieder belastbar und der Blutdruck gut eingestellt sein.

Eine Übungsreihe zum Einstieg

- Lockern Sie etwa eine Minute lang nacheinander Ihre Handgelenke, Schultern und Fußgelenke 1, 2.

1

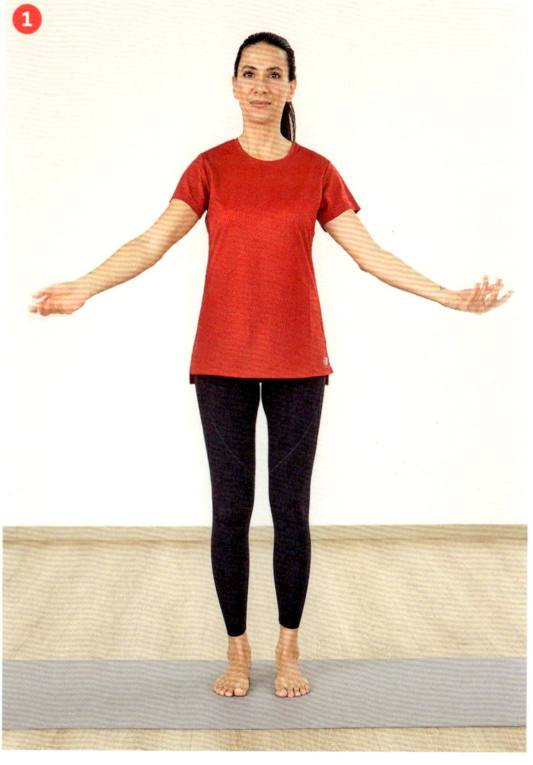

2

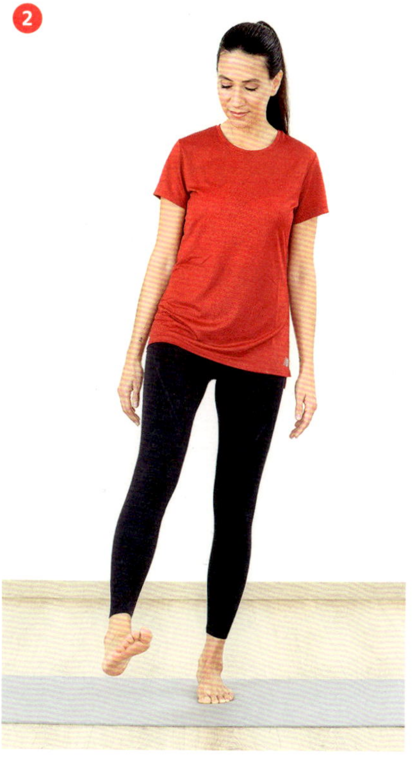

- Stellen Sie sich hüftbreit auf. Machen Sie fünf Kniebeugen: Stellen Sie sich vor, Sie wollen sich nach hinten auf einen Stuhl setzen, die Knie sollten möglichst hinter den Fußspitzen bleiben 3. Die Arme sind lang nach vorne ausgestreckt. Machen Sie eine kurze Pause, dann machen Sie zwei weitere Sätze von fünf Kniebeugen.

Einbeinige Kniebeugen

- Arbeiten Sie sich nach und nach zu einbeinigen Kniebeugen vor. Durch das unvermeidliche Wackeln und Ausgleichen werden ganz wunderbar die kleinen feinen Muskeln rund um das Knie trainiert – das beugt Knieproblemen vor. Zu Anfang können Sie sich gern eine Stuhllehne als Hilfe nehmen 4.

3

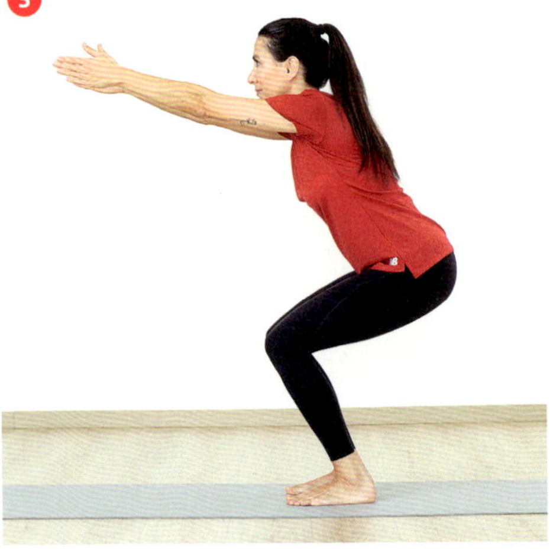

4

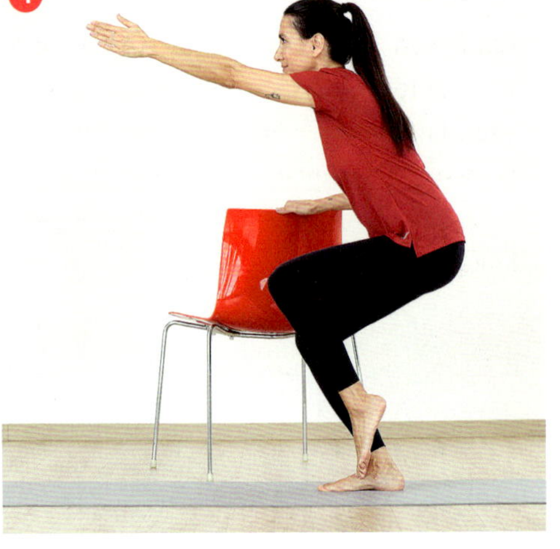

- Jetzt kommen Sie in die Liegestützposition (Achtung nach Herzoperationen!). Wem das für den Anfang zu anstrengend ist, darf gerne die Knie ablegen 5. Starten Sie hier ebenfalls mit drei Runden à fünf Wiederholungen. Achten Sie dabei unbedingt auf eine korrekte Bewegungsausführung: Der Rumpf ist maximal angespannt und bildet ein gerades Brett. Mit der Anspannung (also auf dem Weg nach unten) atmen Sie aus und beim Hochdrücken atmen Sie ein. Tipp: Variieren Sie die Breite in der Sie Ihre Hände aufstellen. So trainieren Sie immer andere Muskelgruppen.

5

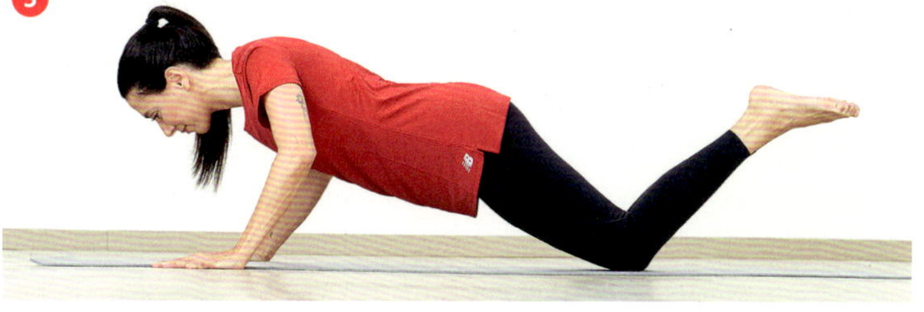

- Zum Abschluss üben Sie noch die Bauchmuskeln: Kommen Sie in die Rückenlage, wenn Sie mögen, stellen Sie die Beine auf. Verschränken Sie die Arme hinter dem Kopf. Heben Sie den Kopf leicht an. Nun rollen Sie in drei Sets fünfmal Kopf, Hals- und Brustwirbelsäule langsam so weit nach oben auf, bis die Schulterblätter keinen Kontakt mehr zum Boden haben 6. Tipp: Trainieren Sie auch Ihre schrägen Bauchmuskeln, indem Sie sich zu den Seiten hin aufrollen.

6

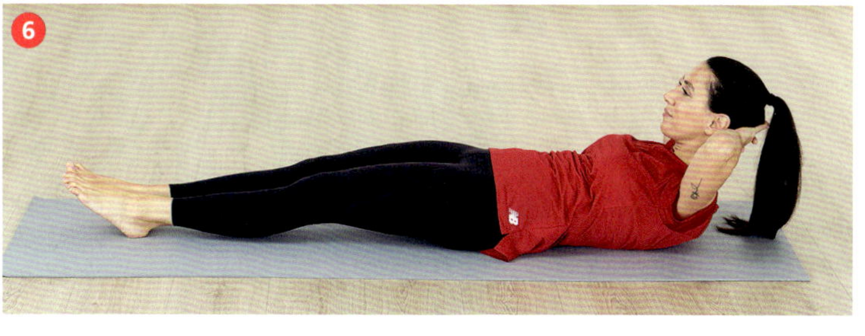

Das reicht für den Anfang vollkommen: Damit haben Sie heute schon ein solides Krafttraining absolviert! Wenn Sie diese Serie jeden Tag machen, können Sie die Anzahl der Wiederholungen langsam immer weiter steigern, um den Trainingseffekt nach und nach zu verstärken.

Tag 11: So viel Sport braucht ein Schokoriegel

Nach dem gestrigen Krafttraining ist heute Entspannung angesagt: Als Bewegungseinheit machen Sie einen Spaziergang im Wald oder im Park. Steigen Sie bewusst auch mal auf einen Baumstumpf oder springen über eine Pfütze! Es darf gehüpft werden – das wird Ihnen ein Lächeln ins Gesicht zaubern.

Heute geht es wieder um Zahlen. Studieren Sie folgende Tabelle und lassen Sie sie auf sich wirken: Sie finden links typische Nahrungsmittel und auf der rechten Seite das Maß an sportlicher Aktivität, in diesem Fall Joggen, das absolviert werden muss, um die aufgenommenen Kalorien wieder zu verbrennen: Nicht erschrecken!

Pizza mit Salami vom Italiener (1320 kcal)	200 Minuten
1 Tüte Chips (954 kcal)	144 Minuten
Currywurst und Pommes (760 kcal)	115 Minuten
1 Döner (740 kcal)	112 Minuten
1 Tüte Gummitierchen (686 kcal)	104 Minuten
1 Tafel Nussschokolade, 100 g (555 kcal)	84 Minuten
1 Liter Limonade (420 kcal)	64 Minuten
1 Eisbecher, 3 Kugeln mit Sahne (380 kcal)	58 Minuten
1 Stück Sahnetorte (360 kcal)	54 Minuten
1 Berliner (322 kcal)	48 Minuten
1 Schokoriegel (50g) (241 kcal)	36 Minuten
1 Stück Obstkuchen (230 kcal)	34 Minuten
1 Glas Wein, 200 ml (156 kcal)	24 Minuten
1 Glas Bier, 200 ml (86 kcal)	13 Minuten
1 Glas alkoholfreies Bier, 200 ml (46 kcal)	7 Minuten

Die angegebenen Kalorien sind nur Näherungswerte, da sie von der Größe der Portionen und den verwendeten Inhaltsstoffen abhängen. Auch die verbrannten Kalorien können nur einen Durchschnittswert darstellen, da auch sie von vielen verschiedenen Parametern wie beispielsweise Ihrem Gewicht und Ihrer Geschwindigkeit abhängen. Ich gehe hier von 6,6 verbrannten Kilokalorien pro Minute Bewegung aus, einem durchschnittlichen Kalorienverbrauch beim langsamen Joggen.

Und nun überlegen Sie, wann Sie das letzte Mal eine halbe Stunde laufen waren ... oder besser: Bevor Sie sich das nächste Mal einen Schokoriegel gönnen, ziehen Sie sich die Laufschuhe an und verbrennen die Kalorien, bevor Sie sie zuführen. Ein schöner Nebeneffekt: Nach der Trainingseinheit hat man oft gar keine Lust mehr auf den Schokoriegel, sondern auf etwas Gesünderes – achten Sie einmal darauf.

Tag 12: Eine Selfcare-Sportart ausprobieren

Selfcare bedeutet Selbstfürsorge. Sportarten wie beispielsweise Yoga und Pilates tragen auf ganz wunderbare Weise dazu bei, nicht nur eine stabile Körpermitte, gestärkte Muskeln und eine wohltuende Mobilität zu erlangen, sondern sie helfen auch dabei, Stress abzubauen und Spannungen zu lösen. Auch wenn diese beiden Bewegungsformen verschiedene Ansätze haben, vereint sie eine meist fließende Bewegungsabfolge, bei der der gesamte Körper stabilisiert wird. Gleichzeitig wird ein starker Fokus auf die richtige Atmung gelegt. Durch die teils komplexen Bewegungsabläufe beruhigt sich der Geist, störendes Gedankengut kann zumindest für die Zeit der Trainingseinheit vergessen werden. Somit sind beide hervorragend für einen herzgesunden Lebensstil geeignet.

Yoga: Körper und Seele verbinden

Yoga stammt ursprünglich aus Indien und wird als philosophische Lehre verstanden. Unser westliches Yoga hat damit allerdings nur noch entfernt etwas zu tun, es ist weniger eine Form der hinduistischen Spiritualität als vielmehr eine Methode der Gesunderhaltung geworden. Der Grundgedanke aber bleibt: Yoga bedeutet ein Anspannen der Mitte und damit eine Verbindung des Körpers mit der Seele, zur Konzentration und für einen Weg der Selbsterkenntnis. Dabei gibt es in der westlichen Yogapraxis verschiedene Stile, vom ruhigen und hauptsächlich dehnenden Yoga bis hin zum sehr anstrengenden, muskelstärkenden Yoga.

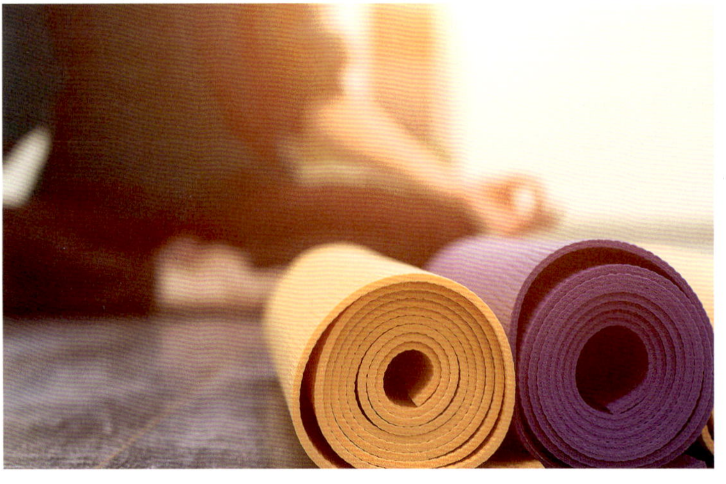

Wer Yoga praktiziert, hält Körper und Seele gesund.

Pilates: Ein ganzheitliches Körpertraining

Erfunden und entwickelt wurde die Pilates-Methode von dem Deutschen Joseph Hubertus Pilates (1883–1967), ein stabilisierendes Ganzkörpertraining, ursprünglich für Männer. Über die Jahre hat es sich allerdings zu einem Sport für alle Geschlechter entwickelt, den sehr viele Frauen betreiben. Pilates steuert die tief liegende feine Muskulatur an, stärkt damit die Körpermitte und verbessert die Körperhaltung maßgeblich. Viele Leiden wie beispielsweise Rückenschmerzen oder Spannungskopfschmerzen können dadurch deutlich verbessert oder sogar ganz geheilt werden. Auch Pilates wirkt durch die komplexen Bewegungen und die bewusste Atmung beruhigend und entspannend. Es kann sowohl an speziellen Pilates-Geräten als auch auf der Matte praktiziert werden.

Aktiv werden

Natürlich gibt es noch andere wunderbare Bewegungsformen dieser Kategorie, beispielsweise Qigong oder Tai-Chi – stöbern Sie ein bisschen im Internet und machen Sie ein Online-Tutorial oder fragen Sie in Ihrem Freundeskreis herum. Vielleicht dauert es ein wenig, bis Sie Ihre Selfcare-Sportart gefunden haben, aber es lohnt sich in jedem Fall!

Diese Sportarten eignen sich hervorragend als Ergänzung zu einem herzgesunden Lebensstil. Sie sind verletzungsarm und gelenkschonend, allerdings ist eine korrekte Ausführung enorm wichtig, sodass zumindest Anfänger hier nur unter Anleitung arbeiten sollten. Vereinbaren Sie in einem Studio in Ihrer Nähe eine Probestunde oder probieren Sie einen Kurs an der Volkshochschule. Fragen Sie bei Ihrer Krankenkasse nach, ob Kurse bezuschusst werden!

Später lassen sich die Trainings auch gut allein daheim durchführen, Online-Videos können Ihnen dabei helfen. Sie werden schnell merken – die kraftvolle Körpermitte, das regelmäßige Training und die gleichzeitige Entspannung wirken sich positiv auf Ihr gesamtes Leben aus.

Nur mit Rücksprache trainieren!

So schonend diese Bewegungsformen auch sein mögen – bitte sprechen Sie vorher mit einem Sportmediziner, ob Sie unbedenklich trainieren können oder was Sie individuell beachten müssen. Es gibt auch hier Einschränkungen!

Tag 13: Für einen guten Schlaf sorgen

Kurt Tucholsky sagte: „Gebt den Leuten mehr Schlaf – und sie werden wacher sein, wenn sie wach sind!" Leider wird unser Schlaf häufig vernachlässigt. Dabei trägt auch er einen essenziellen Beitrag zu unserer Gesundheit bei. Gerade in Zeiten der ständigen Erreichbarkeit, in unserem hektischen Leben voller Alltagslärm, aber bewegungsarmer Tätigkeiten wird ein Abschalten immer schwieriger und viele Menschen leiden unter Schlaf- oder zumindest Einschlafproblemen. Hinzu kommen Belastungen durch Schichtarbeit oder die Doppelbelastung von Familie und Beruf. Ein Durchschlafen ist vor allem bei jungen Eltern über einen längeren Zeitraum unmöglich. Studien zufolge schlafen die meisten Deutschen (es ist von 80 Prozent die Rede) einfach zu wenig und kommen nicht auf die empfohlene Schlafdauer von sieben bis neun Stunden pro Tag.

Die präventive Wirkung des Schlafes

Dabei ist ein gesunder, ausreichend langer Schlaf ganz eindeutig notwendig, nicht nur für eine stabile Psyche und eine gute kognitive Leistungsfähigkeit. Er trägt unter anderem auch dazu bei, das Krebsrisiko zu senken und die Entstehung von Herzerkrankungen zu meiden. Zu wenig Schlaf hingegen führt zu einem signifikant erhöhten Risiko für Arteriosklerose (einer „Verkalkung" der Gefäße), Herzinfarkt, Schlaganfall und Herzinsuffizienz, also Herzschwäche. Das Risiko für unsere Gesundheit, zu wenig zu schlafen, wird sogar mit den Auswirkungen von Rauchen und Diabetes verglichen.

Wirklich gefährlich kann auch die Schlafapnoe sein. Bei diesem Krankheitsbild kommt es in der Nacht immer wieder zu kurzen Atemaussetzern. Die Folge: Man wacht nicht erholt auf, und im schlimmsten Fall kommt es tagsüber immer wieder zu einem Sekundenschlaf, was insbesondere für Berufsgruppen mit einer hohen Verantwortung sehr gefährlich werden kann. Sollten Sie sich tagsüber unerklärlich müde fühlen oder Ihr Partner, Ihre Partnerin berichtet über Atemaussetzer in der Nacht, sollte dies unbedingt in einem Schlaflabor weiter abgeklärt werden. Dann wird untersucht, ob tatsächlich eine Schlafapnoe verantwortlich für die Beschwerden ist, und entschieden, ob Sie ein unterstützendes Atemgerät für die Nacht brauchen oder ob eventuell eine Gewichtsreduktion ausreichend ist: Adipositas, also starkes Übergewicht, zählt zu den begünstigenden Faktoren dieser Erkrankung.

Einschlafrituale

Mit dem Wissen, wie wichtig der gesunde Schlaf ist, können Sie heute folgendes Einschlafritual ausprobieren:

- Ziehen Sie sich etwas Gemütliches an und stellen Sie Ihr Telefon auf lautlos. Sie wollen für die nächsten 20 Minuten nicht gestört werden, im Idealfall heute gar nicht mehr.
- Brühen Sie sich einen Entspannungstee auf. Eine beruhigende Wirkung hat beispielsweise Lavendel, aber wenn Ihnen das nicht schmeckt, kann es auch ein anderer Kräuter-Abendtee wie beispielsweise Fenchel oder Kamille sein. Probieren Sie einfach ein bisschen aus, was Ihnen am besten schmeckt – nur nicht unbedingt Pfefferminztee, der wirkt eher belebend.

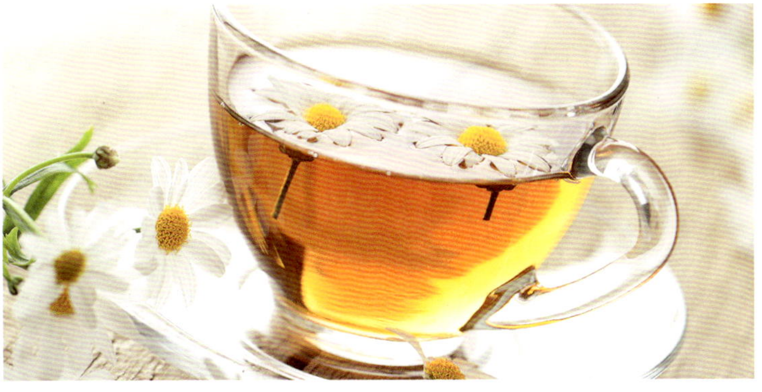

Eine Tasse Kamillentee ist ein schönes und beruhigendes Einschlafritual.

- Dimmen Sie das Licht, vielleicht zünden Sie eine Kerze an oder legen leise beruhigende Musik auf.
- Machen Sie es sich mit Ihrer Tasse Tee gemütlich und gönnen sich nun zehn Minuten der Ruhe nur mit sich selber. Trinken Sie den Tee in kleinen, bewussten Schlucken und lassen Sie die Gedanken zu, die gerade kommen, aber halten Sie nicht daran fest, sondern lassen Sie sie weiterziehen.
- Entspannen Sie bewusst den Kiefer, die Schultern, den gesamten Körper.
- Versuchen Sie in diesen zehn Minuten, ganz bewusst und tief ein- und langsamer wieder auszuatmen.

Haben Sie gemerkt, wie die Anspannung sich löst und Sie sich wieder freier fühlen? Sie haben sich mit dieser Übung die Wichtigkeit des Schlafes wieder bewusst gemacht und durch dieses kleine Ritual einen wichtig Beitrag zu Ihrer Herzgesundheit geleistet. Weiter so!

Tag 14: Progressive Muskelentspannung

Die progressive Muskelentspannung nach Jacobson ist ein wunderbarer Weg, im wahrsten Sinne des Wortes den Druck aus dem Körper zu nehmen. Es ist wissenschaftlich belegt, dass sich durch die regelmäßige, aber auch die akute Anwendung dieser einfachen Methode nachweislich der Blutdruck senken lässt. Somit ist die Beherrschung dieser Technik sozusagen ein Muss für jeden Menschen mit Bluthochdruck. Ein schöner Nebeneffekt: Die Methode hilft auch bei Einschlafproblemen.

Phasen der An- und Entspannung abwechseln

Die Methode basiert auf einem Wechsel aus bewusster An- und Entspannung der Muskulatur. Probieren Sie heute Folgendes aus:

- Legen Sie sich entspannt auf eine Matte, ins Bett oder setzen Sie sich entspannt auf einen Stuhl. Wenn Sie mögen, schließen Sie die Augen.
- Beginnen Sie nun, beide Hände für etwa 10 Sekunden maximal anzuspannen. Das erreichen Sie durch festes Schließen der Fäuste.
- Nach den zehn Sekunden Zeit folgt eine ebenso lange Entspannung der gleichen Muskulatur.
- Gleiches machen Sie nun mit weiteren Muskelgruppen. So werden nacheinander Unterarme, Oberarme, Fußmuskeln, Unterschenkel, Oberschenkel, Bauch und Rücken nacheinander angespannt und wieder gelöst.
- Wenn Sie mögen, machen Sie das Ganze auch mit den Gesichtsmuskeln: Blasen Sie die Wangen auf, ziehen Sie die Stirn kraus, spitzen Sie die Lippen.
- Anschließend bleiben Sie noch einige Minuten in völliger Entspannung sitzen oder liegen und fühlen nach: Hat sich der Puls beruhigt? Fühlt sich der Körper entspannter an? Genießen Sie dieses wunderbare Gefühl in vollen Zügen!
- Im Sitzen angewandt können Sie diese Methode sozusagen heimlich, beispielsweise während eines stressigen Meetings, anwenden und niemand merkt's! Nur die Gesichtsmuskeln sollten Sie in diesem Fall besser auslassen ...

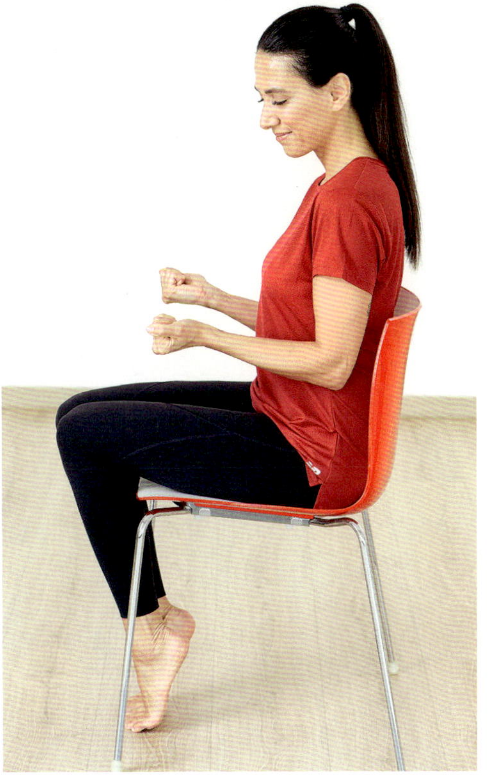

WOCHE 3 – DAS 7-TAGE-WORK-OUT

Kaum jemand hat neben Arbeit, Privatleben und sonstigen Verpflichtungen die Zeit, täglich ein aufwendiges Sportprogramm zu absolvieren, erst recht nicht, wenn man sich dafür erst umziehen und irgendwo hinfahren muss. Dennoch möchten und sollten wir täglich ein wenig Zeit in unsere Gesundheit, unseren Körper investieren – es lohnt sich so sehr!

Die folgenden 5-Minuten-Programme sind genau dafür konzipiert. Für die Tage, an denen Sie abends kurz vor dem Zubettgehen bemerken, dass Sie heute – Hand aufs Herz – noch nichts für Ihre Fitness getan haben. Denn auch wenn Sie bereits den Pyjama anhaben, diese Übungen gehen immer. Auch wenn Sie mental vielleicht schon beim Feierabendroman waren, ist es in aller Regel machbar, sich zu fünf Minuten zu motivieren, da es sich um so eine kurze Zeitspanne handelt.

Das Programm lässt sich aber natürlich genauso gut gleich morgens, wenn Sie wissen, dass der Tag Ihnen sonst keine Möglichkeit liefern wird, oder einfach mal zwischendurch absolvieren.

Tipp: Lagern Sie eine Trainingsmatte so, dass es keine Hürde darstellt, sie erst einmal hervorzukramen. Am besten Sie lassen sie gleich ausgerollt im Schlafzimmer liegen! Los geht's!

Ziele für Woche 3:

- jeden Tag das 5-Minuten-Training mit einem Lächeln beenden
- viele neue Ideen für Ihre aktive Abend- oder Morgenroutine
- sich einfach gestärkter, gesünder und entspannter fühlen

Tag 15: Plank-Challenge I: Bauch und Rücken

Beginnen Sie heute mit einer Mobilisation der Gelenke, um dann insbesondere Bauch und Rücken zu stärken und die Einheit mit einer wohltuenden Dehnung zwischen den Schulterblättern zu beenden. Legen Sie sich bitte eine Stoppuhr bereit!

Warm-up

- Wir beginnen im Stehen. Kreisen Sie Ihre Hände, kreisen Sie nacheinander Ihre Fußgelenke. Nun kreisen Sie in großen, langsamen Bewegungen Ihre Schultern zuerst nach vorne, dann nach hinten. Bitte achten Sie darauf, dass Ihre Wirbelsäule insbesondere im Halsbereich gerade und gestreckt bleibt. Der Blick geht gerade nach vorne.

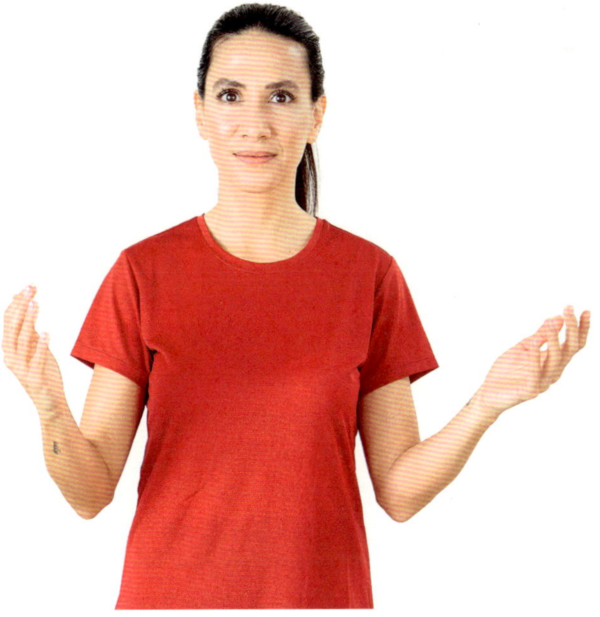

Aktiveinheit

- Begeben Sie sich in den Vierfüßlerstand. Nun stellen Sie gestreckt beide Füße hinten auf und kommen auf die Hände 1. Diese Stellung nennt sich Plank. Ganz wichtig bei dieser Übung ist eine gute Spannung in Bauch und Rücken. Achten Sie darauf, dass weder der Po ein Dach bildet noch dass Sie durchhängen. Stellen Sie sich vor, auf Ihrem Po steht ein Silbertablett mit Champagnergläsern!
- Halten Sie diese Position für zehn Sekunden. Es folgt eine kurze Erholung, bei der Sie die Knie auf den Boden ablegen dürfen. Dann geht es wieder los. Machen Sie insgesamt drei Wiederholungen.

Pressatmung vermeiden

Besonders bei dieser Übung gilt: Meiden Sie die Pressatmung! Versuchen Sie ruhig zu atmen und machen Sie lieber längere Pausen, als sich zu überanstrengen. Vorsicht besonders nach Operationen am Brustbein!

1

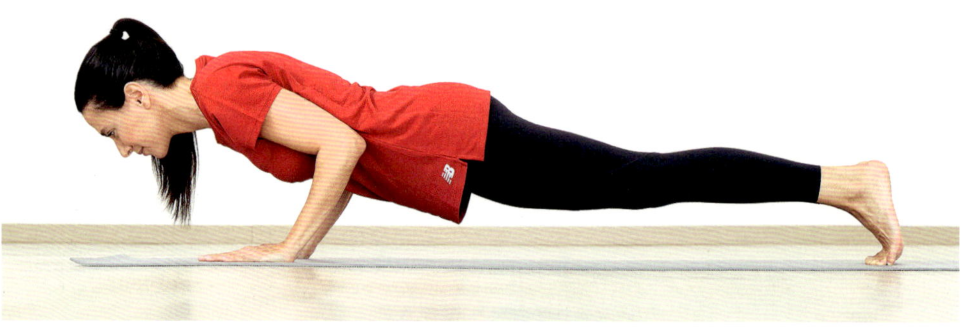

Cool-down

Kommen Sie wieder in den Vierfüßlerstand. Nun führen Sie den rechten Arm unter dem Körper durch, sodass er auf der linken Seite lang abgelegt werden kann. Die rechte Schläfe berührt dabei den Boden 2. Atmen Sie in dieser Position dreimal tief ein und aus. Das Ziel ist eine entspannende Dehnung zwischen den Schulterblättern. Wiederholen Sie die Übung auch auf der linken Seite.

2

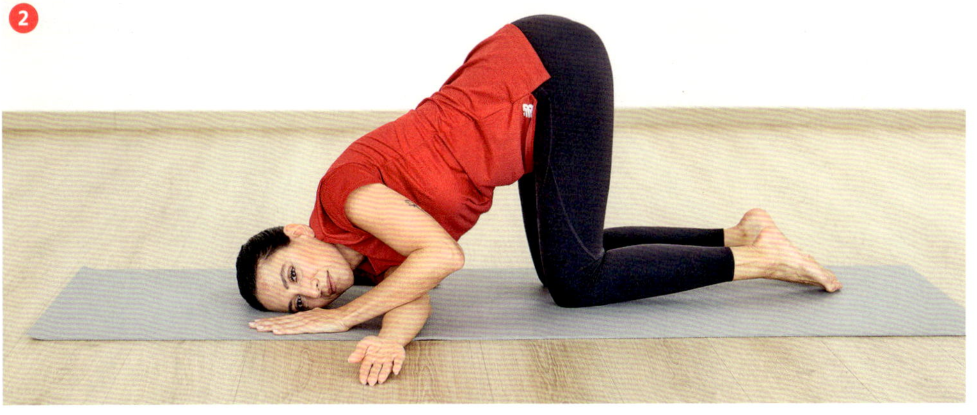

Glückwunsch: Sie haben Ihre erste Einheit erfolgreich absolviert!

Tag 16: Arme, Beine und Po

Nachdem gestern Bauch und Rücken im Vordergrund standen, widmen Sie sich heute den Extremitäten und dem Po.

Warm-up

Begeben Sie sich in den Vierfüßlerstand. Machen Sie Katzenbuckel 1 und Pferderücken 2 im Wechsel, jeweils dreimal: Biegen Sie die Wirbelsäule langsam einmal so weit wie möglich nach oben und lassen den Kopf hängen, dann gehen Sie in die Gegenrichtung und wölben die Wirbelsäule nach unten. Den Kopf richten Sie dabei auf, ohne ihn zu sehr in den Nacken zu strecken. Achten Sie dabei auf eine ruhige und tiefe Atmung.

1

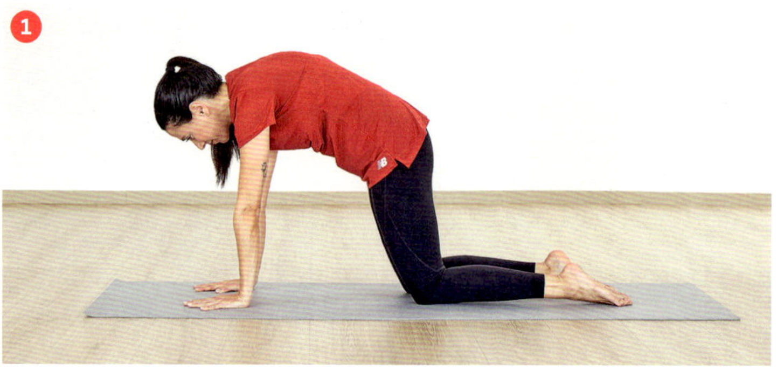

2

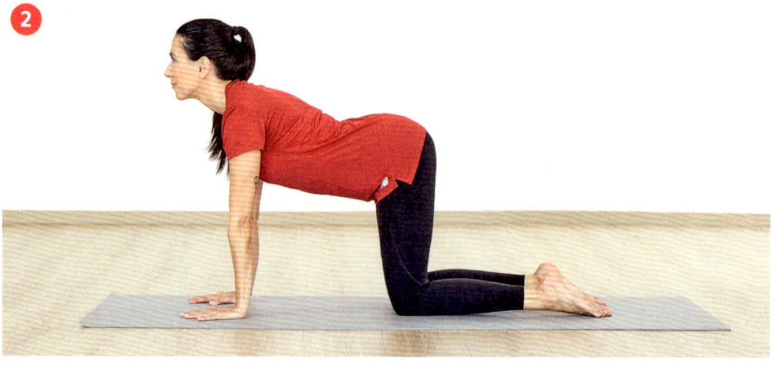

Aktiveinheit

- Sie bleiben im Vierfüßlerstand. Heben Sie nun langsam und geführt gleichzeitig das linke Bein gestreckt nach hinten und den rechten Arm gestreckt nach vorne, bis sie waagerecht über der Matte sind 3. Achten Sie darauf, dass Schultern und Hüftknochen auf einer Ebene bleiben und die Wirbelsäule gerade bleibt. Der Kopf bildet dabei die Verlängerung der Wirbelsäule, bitte nicht den Kopf in den Nacken legen.
- Aus dieser Ausgangsposition bringen Sie nun dreimal Knie und Ellenbogen unter dem Körper zueinander, ohne dabei den Boden zu berühren 4.
- Führen Sie die gleiche Übung auch mit der anderen Seite, also dem rechten Bein und linken Arm, durch. Das Ganze machen Sie in drei Durchgängen. Achten Sie darauf, zwischendurch immer Ihre Handgelenke mit kleinen kreisenden Bewegungen zu lockern.

3

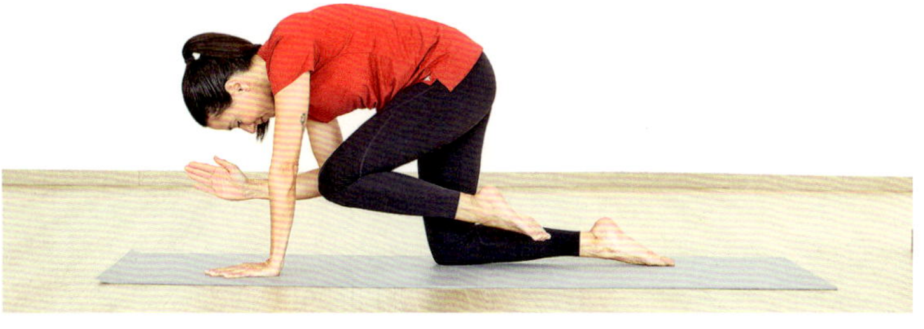

4

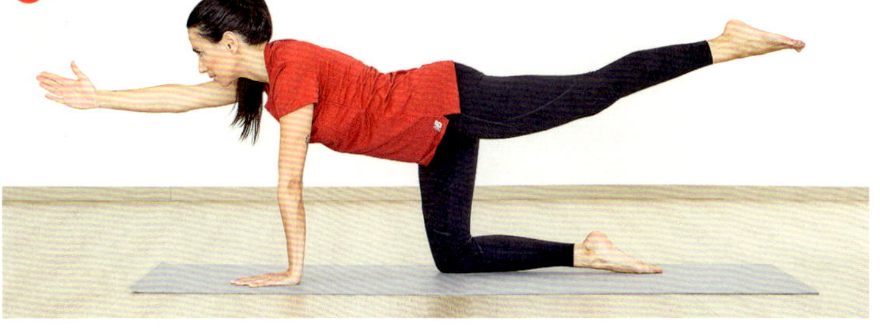

Cool-down

Kommen Sie direkt aus dem Vierfüßlerstand in den Fersensitz. Belassen Sie die Hände weit von sich gestreckt auf dem Boden, und legen Sie wenn möglich auch die Stirn am Boden ab 5. Schenken Sie sich in dieser Position drei tiefe, entspannende Atemzüge.

5
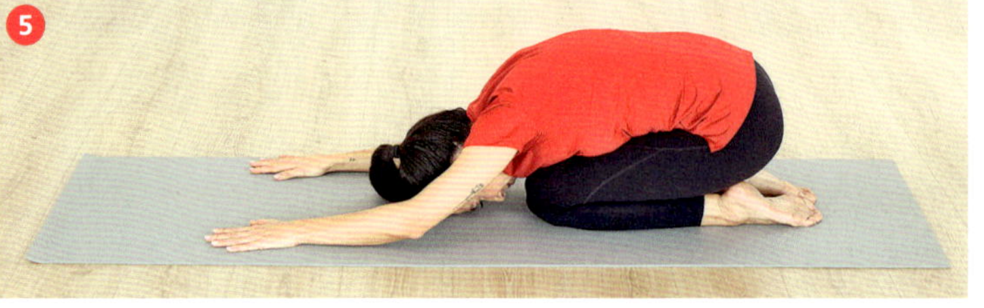

Der zweite Tag des Fünf-Minuten-Programms ist erfolgreich geschafft!

Tag 17: Gerade und schräge Bauchmuskeln, Oberschenkelvorderseite

Sie mobilisieren und massieren heute die Wirbelsäule und bringen Ihre Bauchmuskeln zum Glühen.

Warm-up

Sie beginnen im Sitzen, die Beine sind angestellt 1. Die Schultern sind tief, der Nacken lang. Greifen Sie nun mit beiden Händen in Ihre Kniekehlen und lassen sich langsam Wirbel für Wirbel an die Matte absinken 2. Nehmen Sie die Knie so nah an Ihren Brustkorb heran, wie es geht, und umfassen die Beine nun mit Ihren Armen. Machen Sie sozusagen eine Kugel aus sich 3. Rollen Sie in dieser Position nun sanft von links nach rechts und von vorne nach hinten und machen Sie kleine kreisende Bewegungen über den unteren Rücken 4. Tun Sie, was sich jetzt gerade gut für Sie anfühlt.

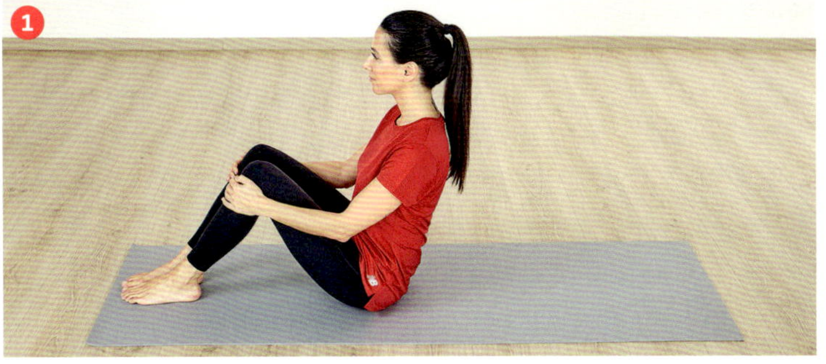
1

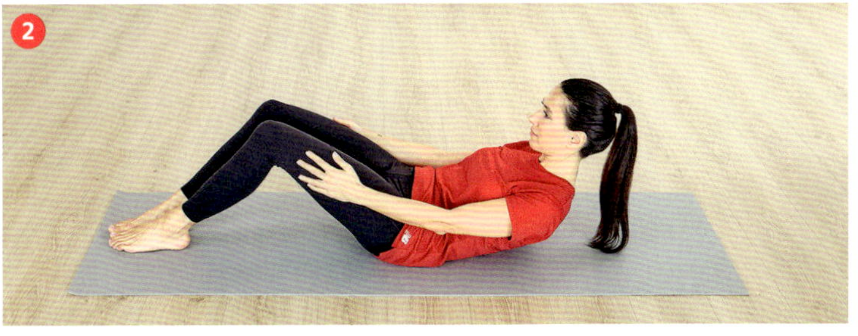
2

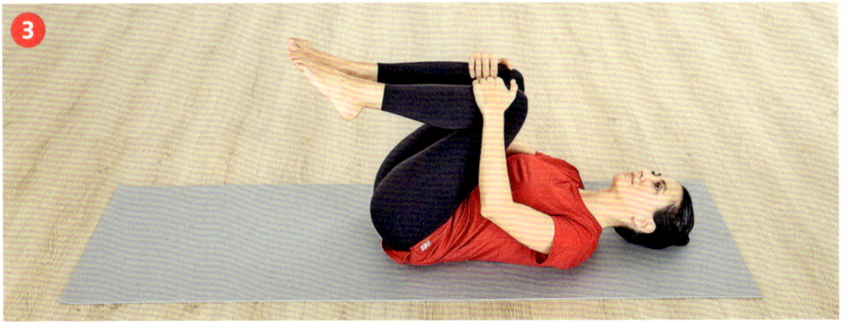
3

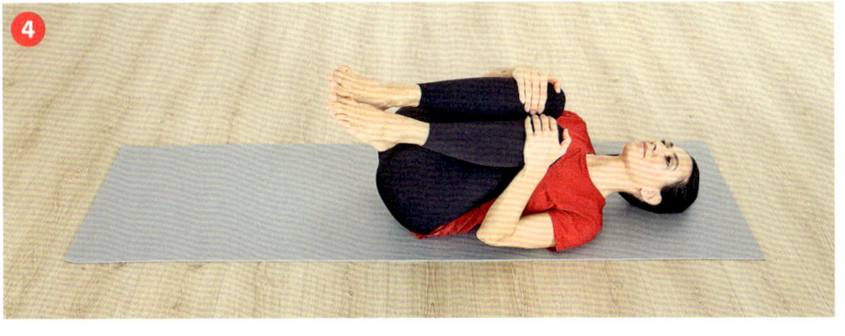
4

Aktiveinheit

- Setzen Sie sich aufrecht auf den Boden und stellen Sie die Beine an. Heben Sie nun die Füße so weit vom Boden ab, dass Ihre Unterschenkel möglichst waagerecht zum Boden sind 5. Je weiter Sie die Knie vom Körper wegschieben, desto intensiver wird die Übung.
- Bringen Sie Ihre Hände mit geraden Armen neben die gehobenen Füße 6. Nun strecken Sie gleichzeitig beide Beine lang nach vorne aus und nähern parallel die Schultern dem Boden – ohne sich abzulegen (stellen Sie sich vor, Sie rudern) 7. Wiederholen Sie diesen Bewegungsablauf fünfmal.
- Nach einer kurzen Pause wiederholen Sie die Übung noch zweimal, sodass Sie insgesamt auf drei Sätze mit je fünf Wiederholungen kommen.

Beachten Sie dabei, dass sie die Bewegung so langsam und kontrolliert wie möglich ausführen. Atmen Sie in die Belastung aus – also, wenn sich die Beine strecken. So vermeiden Sie die Pressatmung.

Sollte Ihnen diese Variante zu anstrengend sein, halten Sie einfach nur die Ausgangsposition für dreimal zehn Sekunden. Achten Sie aber auch in dieser Ausführung darauf, die Luft nicht anzuhalten, sondern in die Belastung auszuatmen.

5

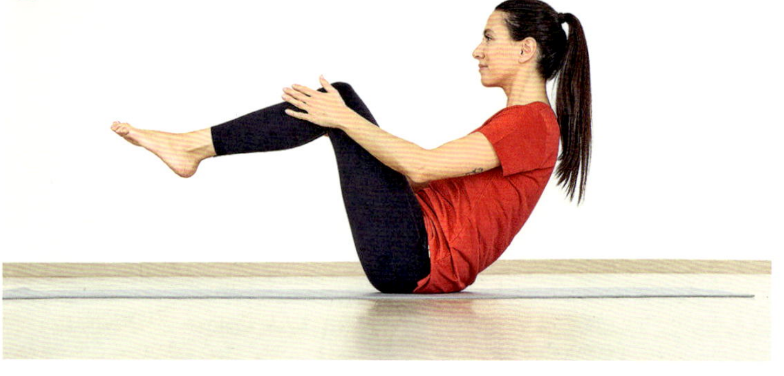

- Anschließend sind die schrägen Bauchmuskeln dran: Kommen Sie wieder in die Ausgangsposition mit gehobenen Beinen, verschränken Sie diesmal aber beide Hände zu einer Faust und strecken diese lang nach vorne aus.
- Atmen Sie tief ein und drehen sich dann mit der Ausatmung mit dem Oberkörper nach rechts. Die Hände zeigen nun deutlich an den Beinen vorbei nach rechts, die Unterschenkel bleiben parallel zum Boden in der Luft.
- Mit der Einatmung kommen Sie langsam zurück zur Mitte, mit der nächsten Ausatmung drehen Sie sich nun zur linken Seite auf. Wiederholen Sie diesen Bewegungsablauf so lange, bis Sie drei- bis fünfmal zu jeder Seite geatmet haben.

6

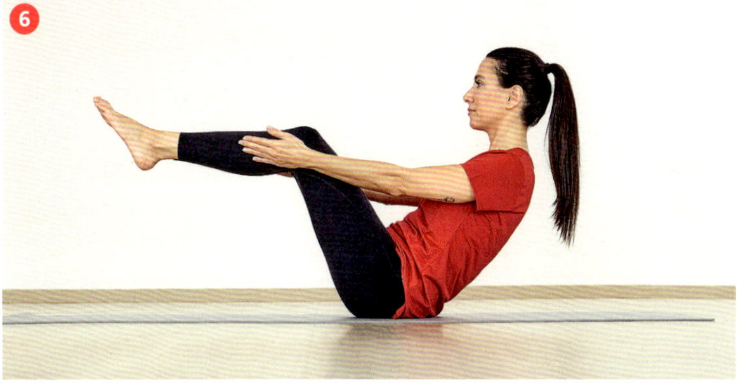

7

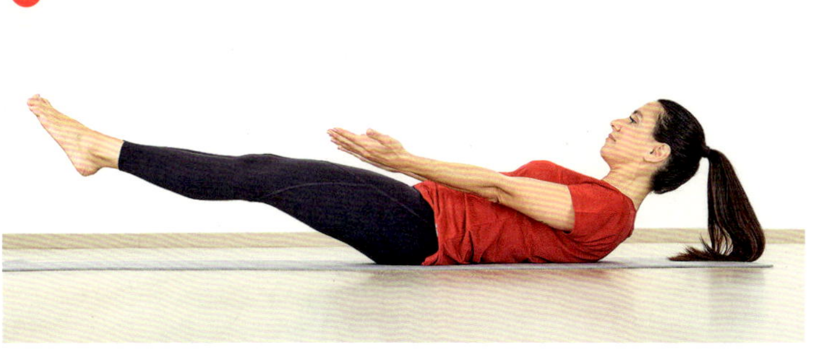

Cool-down

- Rollen Sie aus der aktiven Position langsam Wirbel für Wirbel in Rückenlage ab. Strecken Sie die Arme lang nach hinten über den Kopf aus und legen Sie die Beine gestreckt am Boden ab. Die Schultern bleiben tief – nicht zu den Ohren hochziehen.
- Atmen Sie dreimal tief ein und aus und versuchen Sie dabei alle Räume in Brustkorb und Bauch durch die tiefe Einatmung zu weiten und zu dehnen.

7

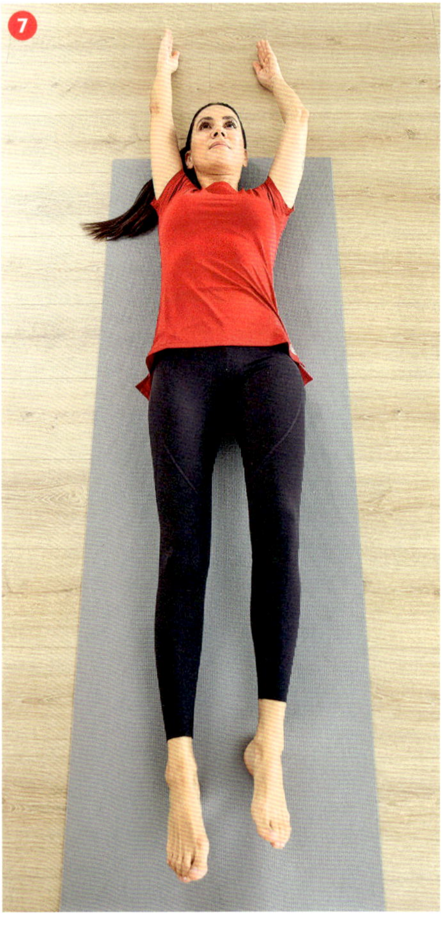

- Schieben sie nun gleichzeitig den rechten Arm und das rechte Bein so weit es geht von der Körpermitte weg, um die rechte Seite zu dehnen 7. Verfahren Sie genauso mit der linken Seite.

- Winkeln Sie die Beine an und ziehen Sie die Knie so nah wie möglich an sich heran. Fassen Sie in die Kniekehlen und schwingen Sie einige Male vor und zurück, bis Sie mit Schwung in den Sitz zurückfinden 8.

8

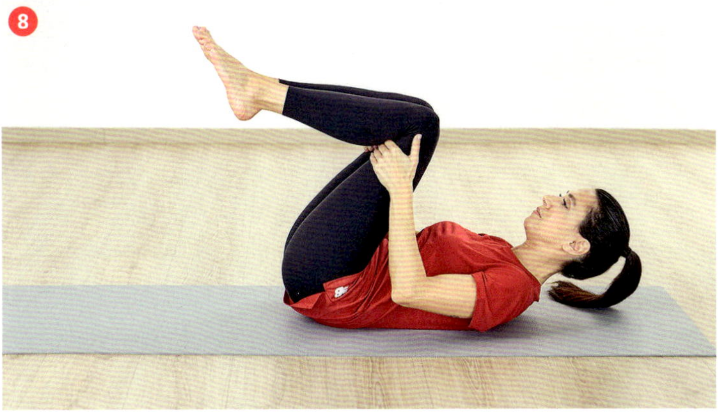

8

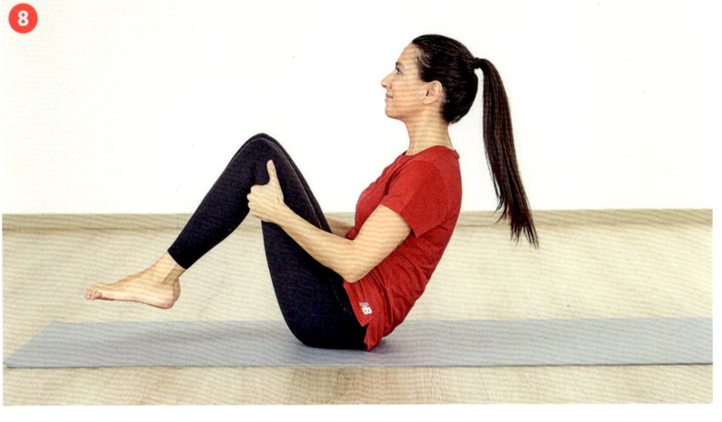

Gratulation: Sie haben ein anspruchsvolles Bauchtraining absolviert!

Tag 18: Plank-Challenge II: Bauch und Rücken

Heute geht es in die zweite Runde der Plank-Challenge. Legen Sie sich eine Stoppuhr bereit!

Warm-up

- Stellen Sie sich gerade hin und achten Sie auf eine langgestreckte Wirbelsäule: Stellen Sie sich vor, dass ein am Hinterkopf befestigtes Band Sie nach vorne-oben zieht. Pressen Sie nun die Handflächen vor dem Brustbein mit mittlerem Druck aneinander. Belassen Sie die Position der Hände bis zum Ende der Übung 1.

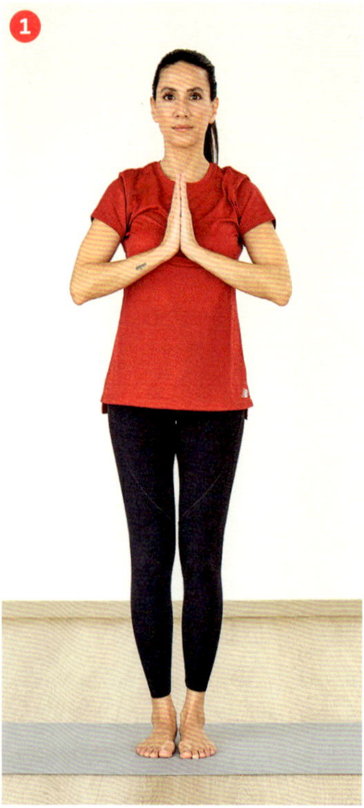

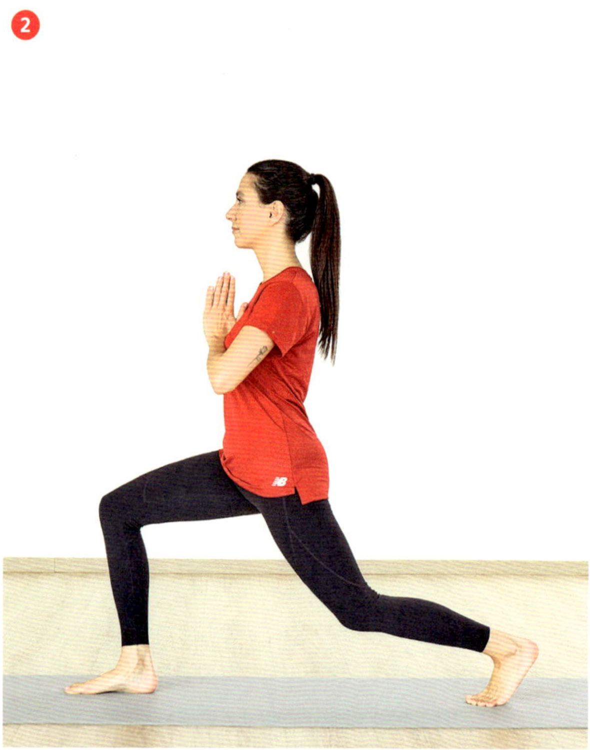

- Fangen Sie nun mit den Ausfallschritten an, zunächst gerade nach vorne, jede Seite fünfmal. Bringen Sie das Bein so weit nach vorne, dass das Knie in der Beugung die Fußspitze nicht überragt. Vermeiden Sie dennoch zu große und tiefe Schritte, um Muskelverletzungen vorzubeugen. Atmen Sie mit der Bewegung nach vorne aus 2.
- Drücken Sie sich schwungvoll mit dem Fuß ab, sodass Sie wie eine Rückstellfeder in die Ausgangsposition zurückschnellen.
- Halten Sie während der gesamten Übung die Spannung am ganzen Körper aufrecht. Lockern Sie nun Ihre Fußgelenke kurz aus und wiederholen Sie dann die Übung zur rechten und zur linken Seite.

Aktiveinheit

- Plank-Challenge II! Kommen Sie in den Vierfüßlerstand. Nun stellen Sie gestreckt beide Füße hinten auf und kommen auf die Unterarme in die Plank 3. Ganz wichtig bei dieser Übung ist immer eine gute Spannung in Bauch und Rücken. Achten Sie darauf, dass weder der Po ein Dach bildet, noch dass Sie durchhängen. Denken Sie an die Champagnergläser!
- Die Variation heute: Halten Sie diese Position nun für 30 Sekunden am Stück!

Wie immer gilt: Meiden Sie die Pressatmung! Versuchen Sie ruhig zu atmen und machen Sie lieber vorher eine Pause, als sich zu überanstrengen.

3

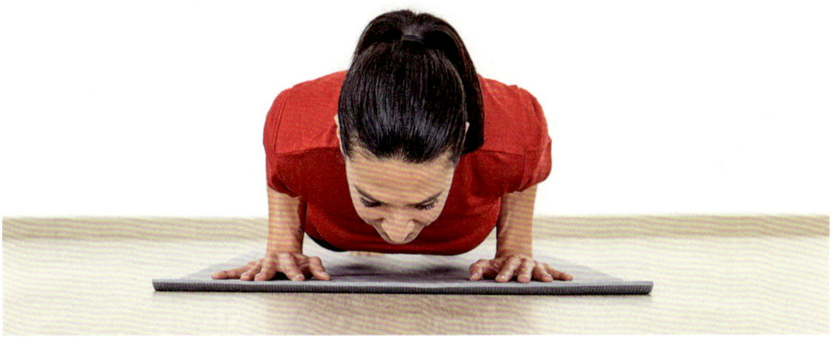

Cool-down

- Kommen Sie zum Stehen. Achten Sie auf die gerade Ausrichtung Ihrer Wirbelsäule und ziehen Sie die Schultern von den Ohren weg. Lassen Sie die Atmung tief und ruhig werden. Beginnen Sie nun, beide Schultern in großen langsamen Bewegungen nach hinten zu kreisen. Wechseln Sie die Richtung.
- Legen Sie anschließend den rechten Oberarm in die linke Hand und ziehen den rechten Arm nach links hinüber, um die Schulter zu dehnen 4. Verfahren Sie genauso mit der linken Seite.
- Um auch die Oberschenkelvorderseite zu dehnen, winkeln Sie das Bein nach hinten an und legen den Fußrücken in die Hand 5. Achten Sie auf einen sicheren Stand oder stützen Sie sich mit der anderen Hand an einer Wand oder einer Stuhllehne ab.

Sie sind nun gut gestärkt und wohltuend gedehnt. Gut gemacht!

4

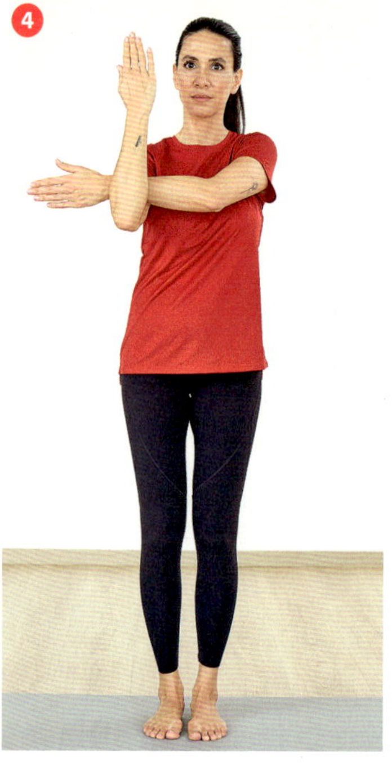

5

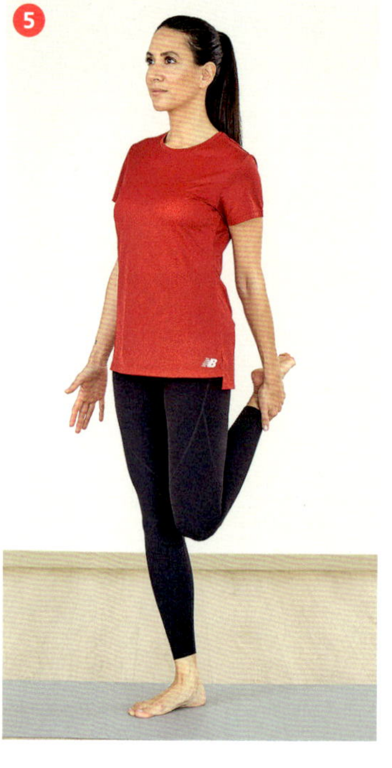

Tag 19: Unterer Rücken, Iliosakralgelenk und Oberschenkelrückseiten

Neben wohltuenden Drehungen und Dehnungen stärken Sie heute insbesondere den unteren Rücken sowie die Oberschenkelrückseiten und widmen sich einer tiefen und bewussten Atmung. Hilfreich ist heute ein Tennisball, es geht aber auch ohne.

Warm-up

- Sie beginnen im hüftbreiten Stand. Achten Sie auf die gerade Ausrichtung der Wirbelsäule und ziehen Sie die Schultern von den Ohren weg. Die Beine sind ganz leicht gebeugt.
- Bringen Sie nun mit der Einatmung die gestreckten Arme über die Seiten nach oben, bis sich die Handflächen berühren (1). Lassen Sie nun mit der Ausatmung die sich berührenden Hände bis hinunter auf Herzhöhe absinken (2). Wiederholen Sie diesen Ablauf dreimal.

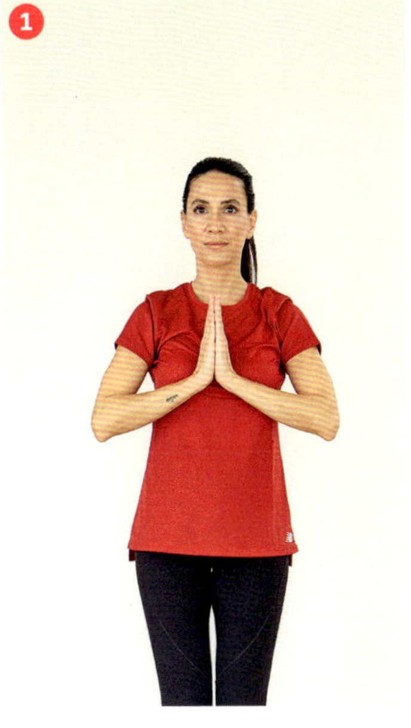

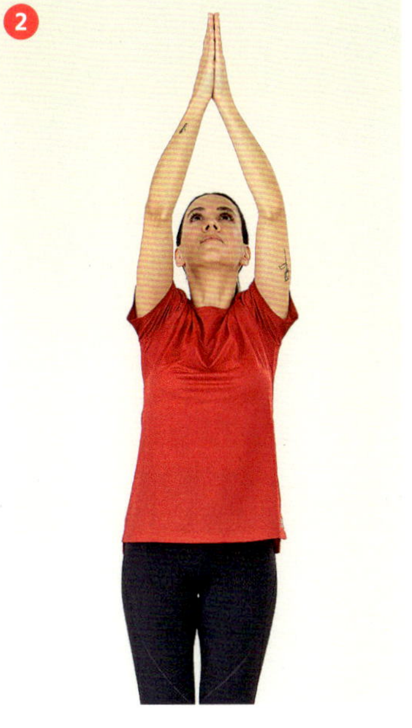

- Nun wird die Übung erweitert. Holen Sie wie gewohnt Luft und führen die Hände vor Ihr Brustbein, fließen Sie aber von hier aus weiter nach unten, bis Ihre Hände den Boden berühren oder eben so weit, wie Sie ohne Schmerzen kommen 3. Rollen Sie dabei langsam Wirbel für Wirbel nach unten ab. Unten angekommen atmen Sie einmal tief ein und aus.
- Mit der nächsten Einatmung rollen Sie wieder nach oben auf und nehmen die Arme über die Seite bis hoch über den Kopf 4 – die Übung beginnt von Neuem. Machen Sie das insgesamt dreimal.

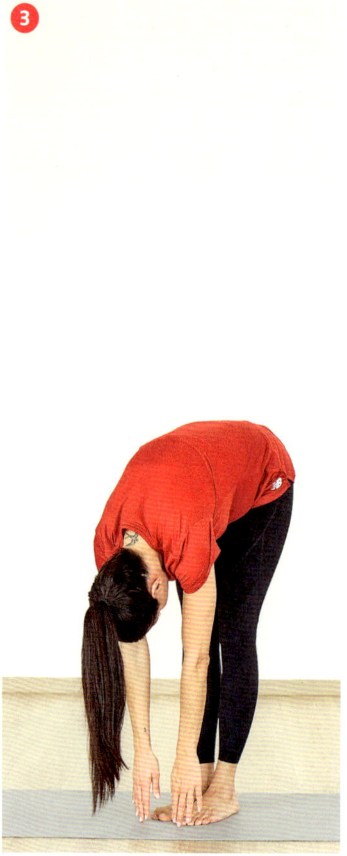

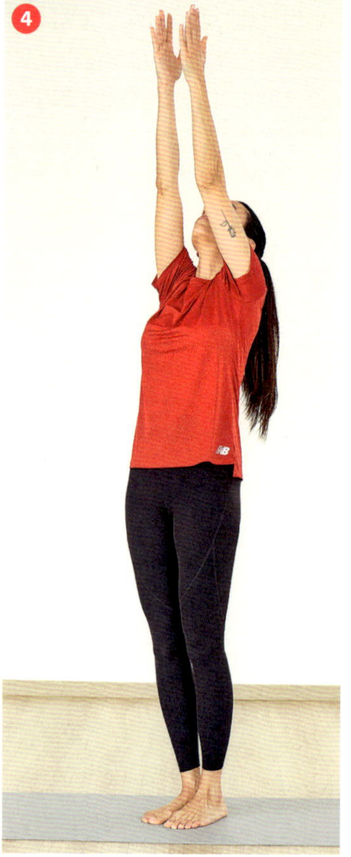

- Wenn Sie das dritte Mal mit den Händen unten am Boden ankommen, wandern Sie langsam mit den Fingerspitzen so weit es geht nach rechts. Das Becken bleibt dabei nach vorne ausgerichtet. Von dort wandern Sie mit den Fingern über die Mitte ebenso weit nach links. Jetzt zurück zur Mitte und ein abschließendes Mal Wirbel für Wirbel nach oben aufrollen. Sie sind bereit für die heutige Aktiveinheit!

Aktiveinheit

- Kommen Sie in Rückenlage. Die Beine sind angewinkelt, die Füße hüftbreit auseinander, etwa drei Handbreit vom Gesäß entfernt. Achten Sie darauf, dass Ihr Kiefer entspannt und die Schultern weg von den Ohren sind. Die Arme liegen ausgestreckt am Boden neben dem Körper.
- Rollen Sie nun langsam Wirbel für Wirbel Ihr Becken nach oben auf, bis Sie eine Schräge bilden 5.

5

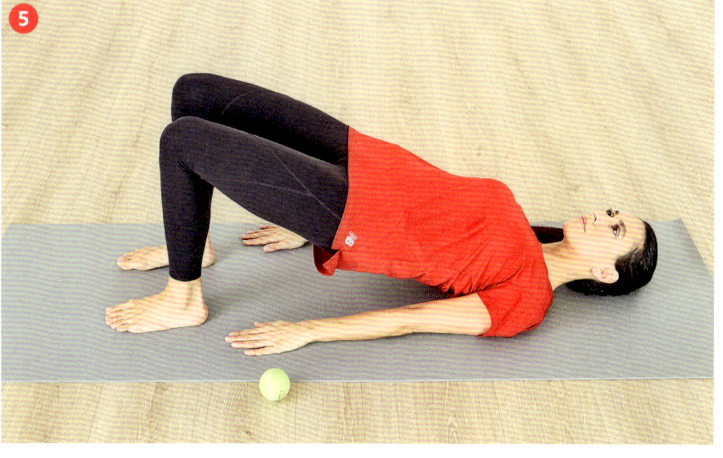

- Nun winkeln Sie das rechte Bein so an, dass Sie den Tennisball in der Leiste, zwischen Oberschenkel und Bauch einklemmen können (wenn Sie keinen haben, stellen Sie sich einfach vor, einen einzuklemmen).
- Aus dieser Position heraus senken Sie nun achtmal das Becken bis kurz über den Boden ab und heben es wieder 6. Ohne das Becken abzulegen, wechseln Sie gleich auf die linke Seite.
- Nach den acht Wiederholungen dort legen Sie den Tennisball zur Seite und rollen wieder Wirbel für Wirbel auf den Boden ab. Wiederholen Sie die Übung dreimal auf jeder Seite.

Tipp: Die Übung wird leichter, wenn Sie die Füße näher ans Gesäß bringen.

6

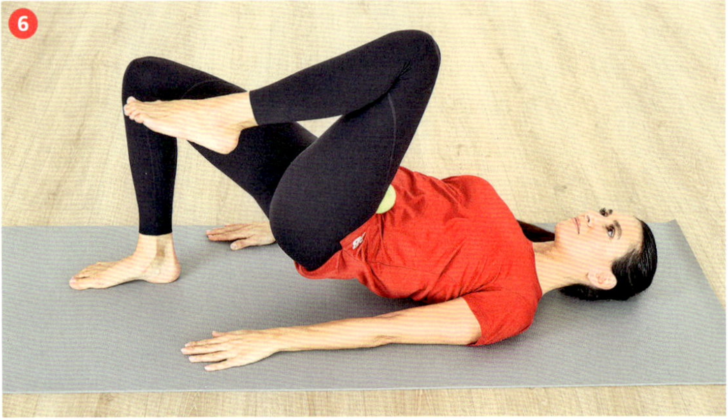

Cool-down

- Bleiben Sie in Rückenlage. Das rechte Bein bleibt aufgestellt, das linke Bein legen Sie lang am Boden ab. Der rechte Arm wird im rechten Winkel zum Körper abgelegt. Greifen Sie nun mit der linken Hand das rechte Knie und lassen Sie es sanft hinüber zur linken Seite absinken, so weit es geht. Mit der Hand können Sie den Druck ein wenig verstärken. Der Blick geht nach oben an die Decke oder zur am Boden liegenden rechten Hand 7.

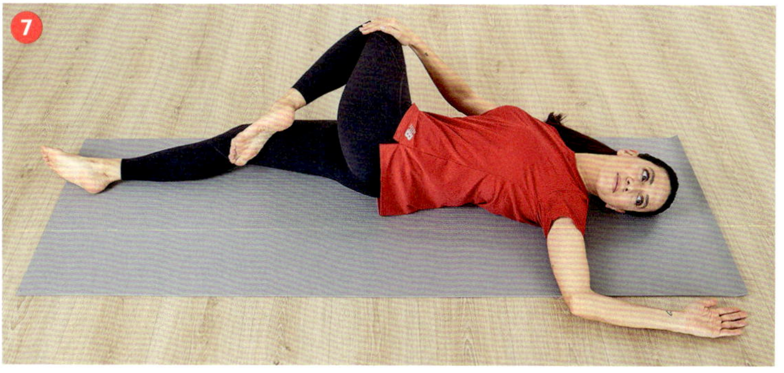

- Genießen Sie die wohltuende Dehnung und Drehung Ihrer Wirbelsäule und verweilen Sie eine Weile in dieser Position. Kommen Sie dann langsam zurück zur Mitte und wechseln Sie die Seiten.
- Wenn Sie auch die linke Seite auf diese Weise gedehnt haben, strecken Sie sich lang am Boden aus, legen die flachen Hände auf den Bauch und atmen dreimal tief ein und aus 8.

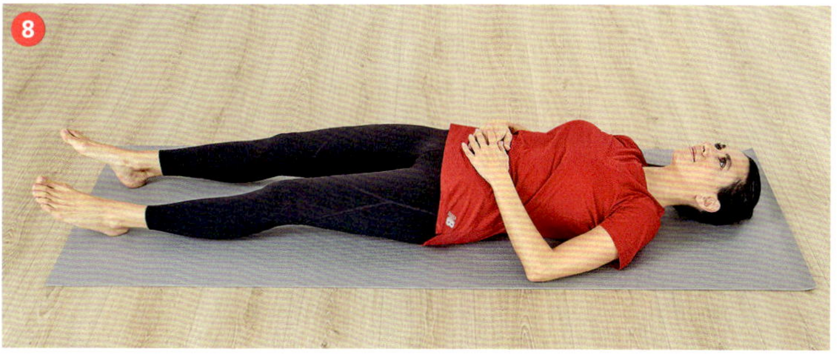

- Kommen Sie nun über die Seite zurück in den Sitz und weiter auf die Füße und rollen sich dann Wirbel für Wirbel nach oben auf.
- Atmen Sie noch einmal tief ein, indem Sie beide Arme über die Seiten nach oben anheben und bringen Sie die sich berührenden Hände mit der Ausatmung vor Ihr Herz.

Tag 20: Oberer Rücken, Schultern, Brustmuskeln und Oberarme

Heute brauchen Sie ein Fitnessband.

Warm-up

- Sie beginnen mit einer Mobilisation der Handgelenke. Legen Sie dazu die Finger der einen Hand in den Handteller der anderen Hand und üben Sie einen leichten Druck in Richtung der unteren Hand aus (1). Verfahren Sie ebenso mit der anderen Seite. Umfassen Sie dann mit der einen Hand den Handrücken der anderen und dehnen so die Handrückseite (2). Auch hier wechseln Sie die Seiten. Schütteln Sie beide Handgelenke aus.

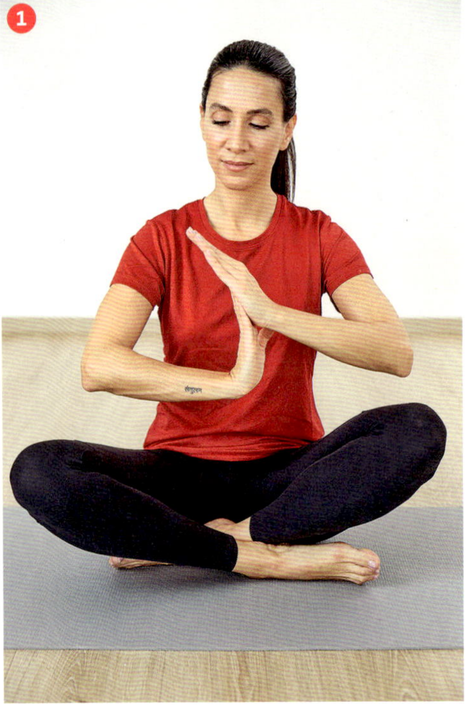

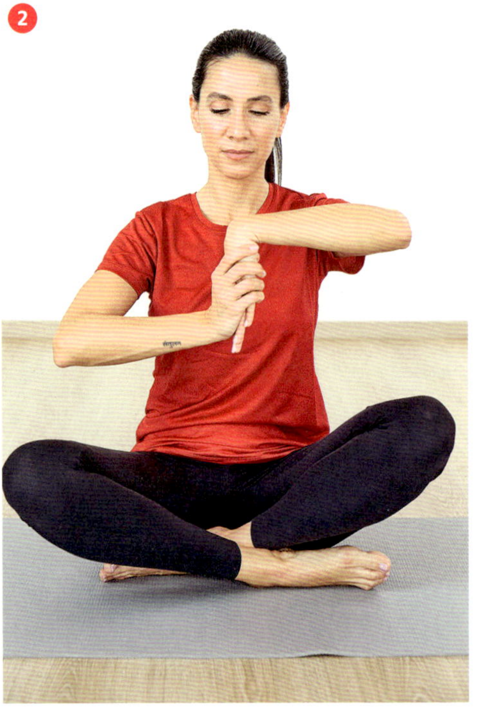

- Stellen Sie sich hin. Um die Schultern auf die Aktiveinheit vorzubereiten, ziehen Sie sie einmal so weit in Richtung der Ohren wie es geht und lassen sie dann wieder fallen (3). Atmen Sie bei der Aufwärtsbewegung tief ein und bei der Abwärtsbewegung wieder aus. Wiederholen Sie diesen Ablauf dreimal.
- Beschreiben Sie nun jeweils drei große Kreise mit beiden Schultern gleichzeitig nach vorne und im Anschluss nach hinten, die Arme bleiben dabei hängen.
- Zum Abschluss bringen Sie die Schultern so weit es geht vor dem Körper zusammen, um danach die Schulterblätter so weit wie möglich aneinanderzuschieben (4).

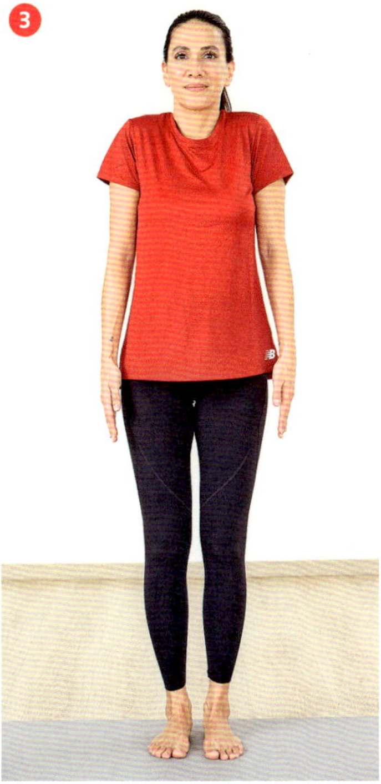
3

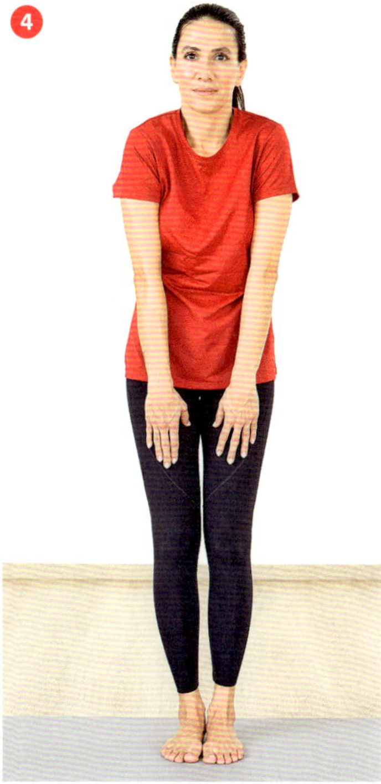
4

Aktiveinheit

- Achten Sie während der Übung darauf, gerade und angespannt im Oberkörper zu bleiben. Tipp: Je kürzer Sie das Band fassen, umso intensiver wird die Übung.
- Stellen Sie sich mit hüftbreit geöffneten Beinen gerade hin und umfassen Sie das Fitnessband mit beiden Händen, etwas weiter als schulterbreit. Halten Sie die Hände in etwa auf Herzhöhe. Bringen Sie nun mit der Ausatmung Zug nach rechts und links auf das Fitnessband und lassen Sie es mit der Ausatmung wieder in die Ursprungsposition zurückgleiten 5. Wiederholen Sie diesen Ablauf viermal.
- Nach einer kurzen Pause wiederholen Sie die Übung. Machen Sie insgesamt drei Durchgänge.
- Im nächsten Schritt greifen Sie das Fitnessband wieder etwas weiter als schulterbreit, bringen jetzt aber die rechte Hand etwa

5

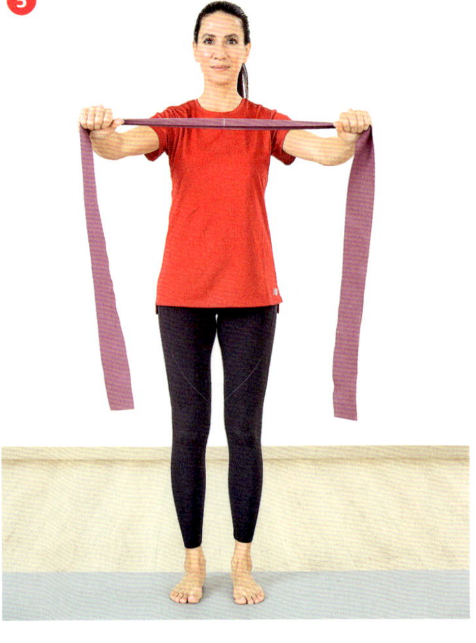

6

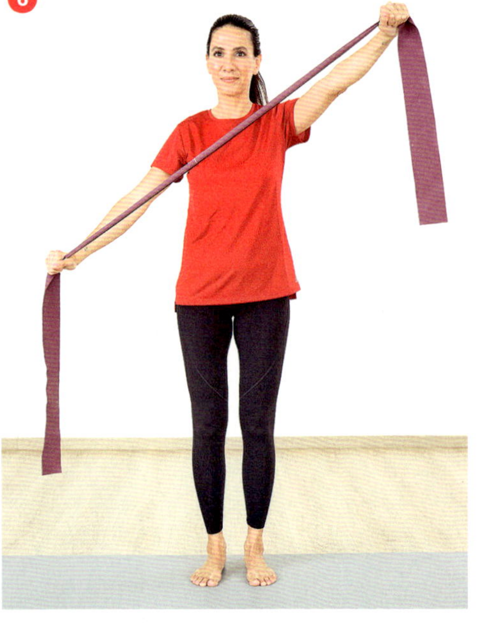

auf Schulterhöhe, die linke Hand befindet sich auf Brusthöhe. Mit der Ausatmung bringen Sie jetzt wieder Zug auf das Seil, diesmal zieht jedoch die rechte Hand schräg nach rechts oben und die linke Hand gleichzeitig schräg nach links unten (6). Nach vier Zügen wechseln Sie ohne Pause die Seiten. Erst danach kommt eine kurze Pause. Wiederholen Sie auch diesen Ablauf dreimal.

- Zuletzt stellen Sie sich mit beiden Füßen mittig auf das Fitnessband und greifen jeweils ein Ende des Bandes mit den Händen, bei ausgestrecktem Arm. Legen Sie die Oberarme fest am Oberkörper an und winkeln Sie dann mit der Ausatmung die Arme gleichzeitig an. Die Hände bewegen sich in Richtung Schultern (7). Mit der Ausatmung werden die Hände wieder Richtung Boden abgesenkt. Acht Wiederholungen, dann eine kurze Pause, drei Durchgänge.

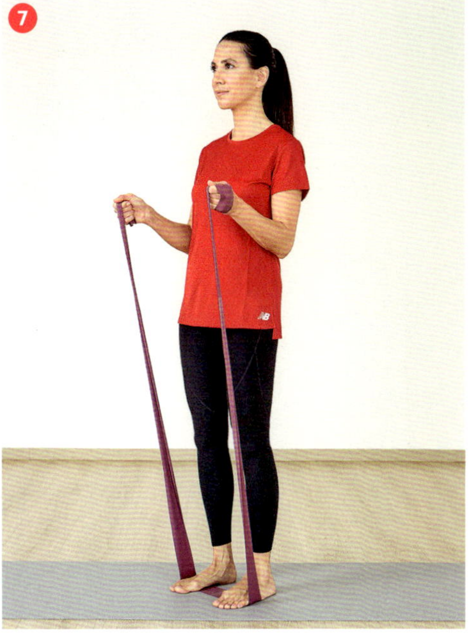

Cool-down

- Schütteln Sie Ihre Hände und Arme genüsslich aus. Lassen Sie nun die hängenden Arme von rechts nach links und umgekehrt um den Körper baumeln 8. Achten Sie dabei darauf, dass die Hüfte nach vorne ausgerichtet bleibt.
- Rollen Sie die Schultern nach vorne und hinten.
- Bringen Sie zum Abschluss den gestreckten rechten Arm über die Seite nach oben. Umfassen Sie das rechte Handgelenk mit der linken Hand und üben Sie einen sanften Zug nach links aus, sodass Ihre rechte Seite gedehnt wird 9. Verfahren Sie ebenso mit der anderen Seite. Lassen Sie anschließend mit der Ausatmung beide Arme schwungvoll nach unten pendeln.

Sie haben es geschafft – hervorragend!

8

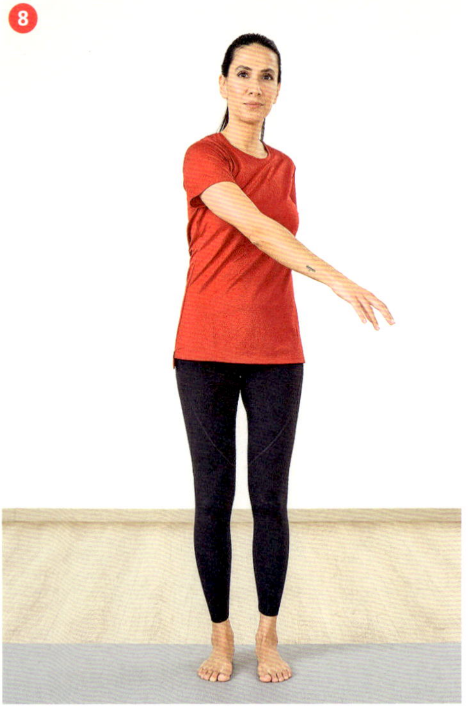

9

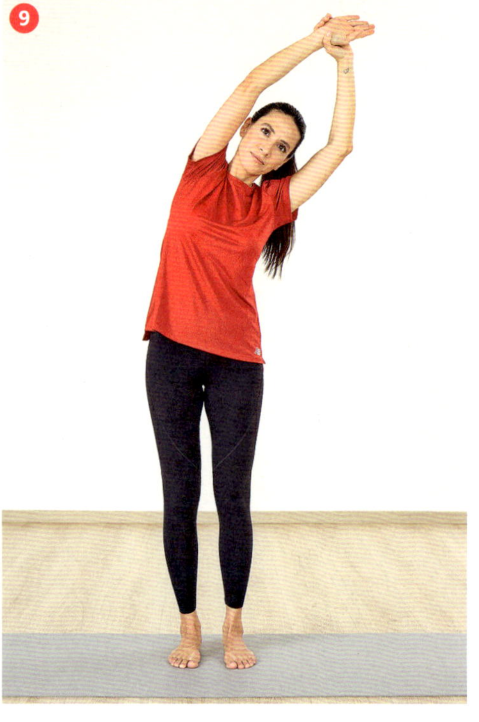

Tag 21: Plank-Challenge III: Bauch, Rücken und hintere Oberschenkel

Heute geht's ums Ganze: Der dritte und letzte Teil der Plank-Challenge wartet auf Sie! Nehmen Sie wieder Ihre Stoppuhr zur Hand.

Warm-up

- Sie beginnen im Stand. Die Füße stehen hüftbreit, die Schultern sind entspannt, die Knie leicht gebeugt. Mit der Einatmung führen Sie die gestreckten Arme über die Seiten nach oben, um dann mit der Ausatmung mit beiden Händen so weit es Ihnen möglich ist Wirbel für Wirbel langsam in Richtung Boden abzutauchen.
- Nun machen Sie mit dem linken Bein einen großen Schritt nach hinten und legen Knie, Unterschenkel und Fußrücken am Boden ab. Das rechte Bein ist 90 Grad gebeugt 1. Greifen Sie nun mit der rechten Hand Ihren linken Fuß und ziehen Sie ihn sanft in Richtung Gesäß 2. Achten Sie darauf, dass beide Hüftknochen dabei nach vorne ausgerichtet bleiben. Halten Sie diese wunderbare Dehnung der Oberschenkelvorderseite für etwa zehn Sekunden. Kommen Sie dann, indem Sie sich auf dem rechte Knie abstützen, wieder in den Stand und wiederholen Sie die Übung auf der anderen Seite.
- Rollen Sie zum Abschluss langsam Wirbel für Wirbel zurück in den Stand auf. Atmen Sie noch einmal tief ein und aus.

1
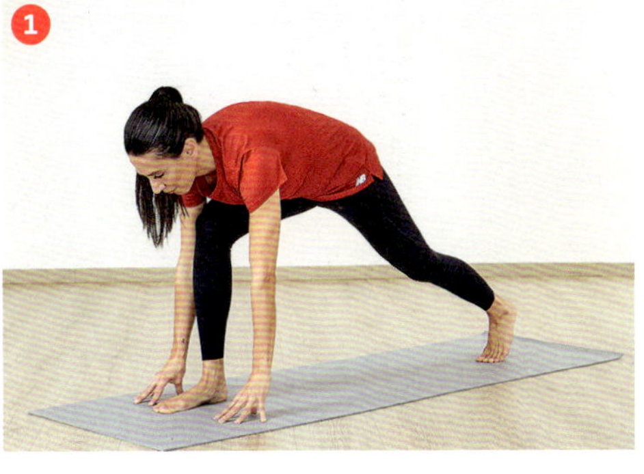

2
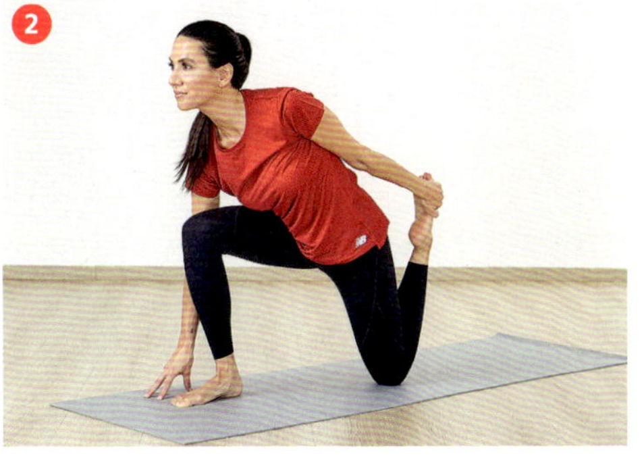

Aktiveinheit

- Plank-Challenge III! Begeben Sie sich in den Vierfüßlerstand. Stellen Sie gestreckt beide Füße hinten auf und kommen auf die Unterarme in die Plank 3. Ganz wichtig bei dieser Übung ist weiterhin eine gute Spannung in Bauch und Rücken. Achten Sie darauf, dass weder der Po ein Dach bildet noch dass Sie durchhängen. Die Champagnergläser sind immer noch gefüllt ...
- Nun kommen wir zur heutigen Herausforderung: Halten Sie die Plank für insgesamt 40 Sekunden, wobei Sie abwechselnd alle zehn Sekunden ein Bein gestreckt vom Boden abheben.
- Wie immer gilt: Meiden Sie die Pressatmung! Versuchen Sie ruhig zu atmen und machen Sie lieber eine Pause oder heben Sie das gestreckte Bein weniger oft vom Boden ab, als sich zu überanstrengen.

Eine Patientin berichtete mir, nachdem ich Ihr zur Plank-Challenge geraten hatte, dass Sie die Übung kurzerhand in Ihr Vier-Personen-Büro verlegt hat und nun alle Kollegen jeden Mittag eine Plank-Challenge machen. Vielleicht lassen sich Ihre Kollegen ebenfalls überzeugen?

3

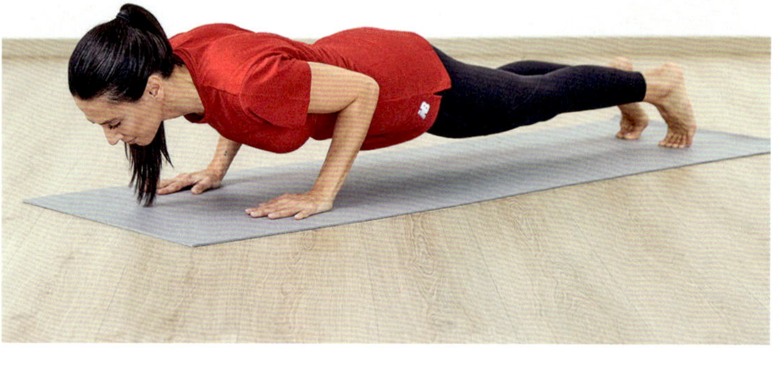

Cool-down

- Kommen Sie aus der Plank zunächst in eine entspannte Bauchlage. Schieben Sie sich nun zurück, sodass Ihr Gesäß die Fersen berührt. Die Stirn bleibt am Boden, die Arme werden gestreckt weit nach vorne abgelegt 4. Schenken Sie sich in dieser wohltuenden Position drei tiefe und genüssliche Atemzüge.
- Rollen Sie dann langsam Wirbel für Wirbel auf in den Fersensitz und legen Sie die Hände auf die Knie. Stellen Sie nun die Fingerspitzen der rechten Hand so weit es Ihnen möglich ist rechts hinter sich auf, legen die linke Hand an Ihr rechtes Knie und drehen sich nach rechts auf 5. Der Blick geht zur rechten Hand. Wechseln Sie die Seiten.
- Kommen Sie zurück zur Mitte und legen Sie Ihre Hände entspannt auf den Oberschenkeln ab. Lassen Sie die Schultern sinken, entspannen Sie den Kiefer und atmen Sie tief ein.

4

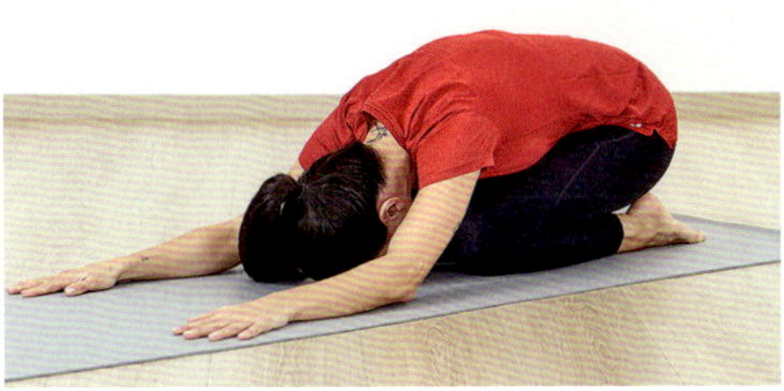

5

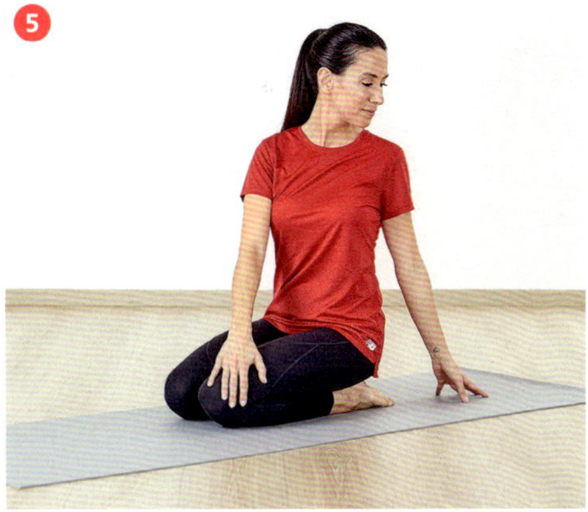

Bedanken Sie sich bei sich selber: Sie haben das 7-Tage-Work-out erfolgreich absolviert! Ganz hervorragend!

WOCHE 4 – NUN FÜGT SICH ALLES ZUSAMMEN

Jetzt setzen Sie die verschiedenen erlernten Bausteine zusammen. Das Wochenziel sind 150 Minuten körperliche Aktivität plus Krafttraining oder Stabilisationstraining sowie eine ausgewogene Ernährung. Am Ende steht ein Resümee auf dem Programm.

Diese Woche ist darauf ausgelegt, dass Sie alle Mahlzeiten selber zubereiten. Die Gerichte sind nicht allzu aufwendig und lassen sich leicht in vegetarische Varianten umwandeln. Lässt es Ihr Berufsalltag nicht zu, selbst zu kochen, schauen Sie, ob Ihre Kantine vergleichbare Gerichte anbietet. Im Idealfall aber legen Sie diese Woche in Ihren Urlaub oder über ein langes Wochenende.

Der Plan ist nur als Anregung zu verstehen. Es gibt nicht den einen herzgesunden Weg, denn es kommt immer auf die jeweiligen Lebensumstände an. Lässt Ihr Weg zur Arbeit überhaupt die Möglichkeit zu, mit dem Fahrrad zu fahren, sind Sie gerade gesund oder muss eine Trainingspause eingelegt werden usw. etc. Auch Rasenmähen, Fensterputzen oder Arbeits- und Einkaufswege zu Fuß fließen in die Bilanz der körperlichen Aktivität mit ein.

Es kommen in dieser Woche auch bewusst keine Kalorienangaben mehr vor. Sie haben bereits ein Grundverständnis von Inhaltsstoffen und Kaloriengehalt, und Essen soll (wieder) etwas Natürliches sein, im besten Fall mit Genuss, aber ohne tägliches Kalorienzählen. Wenn Sie sich an die empfohlenen Zutaten halten und jeweils nur eine Portion verzehren, müssen Sie sich keine weiteren Gedanken machen – auch nicht bei den süßen Snacks. Herzgesund und lecker sind kein Widerspruch!

Ziele für Woche 4:

- jede Menge neue Inspirationen erhalten
- eine umfassende Vorstellung eines herzgesunden Lebensstils bekommen
- sich rundum gesünder und fitter fühlen
- einfach Lust auf ein herzgesundes Leben haben!

Die Mengenangaben enthalten manchmal mehr als eine Portion – so können Sie entweder für Gäste, den Partner oder ein Kind mitkochen oder eine zweite Portion einfrieren.

Tag 22

Training des Tages

20–30 Minuten Ausdauertraining mittlerer Intensität. Suchen Sie sich die Ausdauersportart aus, die Ihnen am meisten Freude bereitet. Aber seien Sie ehrlich zu sich, was die Intensität angeht!

Ihr heutiger Speiseplan

- **Frühstück:** Starten Sie Ihren Tag mit einer Schüssel voll Haferflocken, vermischt mit frischen Bananen- und Orangenstücken, dazu Milch.
- **Mittagessen:** schnelle Paprika-Tomaten-Nudeln
- **Snack:** selbstgemachter Fruchtquark mit einer Handvoll Haselnüsse. Nüsse sind ein hervorragender „Herz-Snack“! Sie sind reich an Proteinen, enthalten die guten (ungesättigten) Fettsäuren und jede Menge Mineralien.
- **Abendessen:** frisches Salbei-Schinken-Feta-Brot mit Frischkäse, dazu einen Tomatensalat mit Balsamico-Dressing

Paprika-Tomaten-Nudeln

Zutaten für 2 Portionen

2–4 Tomaten, je nach Größe

Olivenöl zum Braten

1 rote oder gelbe Paprikaschote, schön reif und süß

250 g Nudeln

1 Frühlingszwiebel, klein geschnitten

1 Knoblauchzehe, gehackt

2–3 EL Tomatenmark

6 Blatt frisches Basilikum, fein geschnitten

schwarzer Pfeffer, frisch gemahlen

Fleur de Sel

Parmesan

Zubereitung

- Nudelwasser zum Kochen bringen, Tomaten und Paprika waschen und in kleine Stücke schneiden. Mit wenig Olivenöl in eine beschichtete Pfanne geben, und unter geringer Wärmezufuhr dünsten lassen. Wenn die Paprika weich ist, die Nudeln in den Topf geben.
- Nun die Frühlingszwiebel sowie den Knoblauch mit in die Pfanne geben. Nach etwa drei Minuten mit etwas heißem Wasser ablöschen und das Tomatenmark sowie die Basilikumblätter unterrühren. Mit Pfeffer und etwas Salz abschmecken.
- Die Nudeln abgießen und sofort mit in die Pfanne geben. Mit frisch geriebenem Parmesan servieren.

Salbei-Schinken-Feta-Brot

Wer kein Fleisch essen möchte, ersetzt die Menge an Schinkenwürfeln durch zusätzlichen Feta.

Zutaten für 1 Brot

50 g fettarme Schinkenwürfel
250 g Mehl
3 TL Backpulver
1 Prise Salz
50 g Feta
1 EL Salbei, fein gehackt
250 ml Milch
1 EL Milch zum Bestreichen

Zubereitung

- Heizen Sie den Backofen auf 220 °C Ober- und Unterhitze vor. Geben Sie die Schinkenwürfel ohne Fett in eine beschichtete Pfanne und braten Sie sie knusprig an.
- Sieben Sie Mehl und Backpulver in eine große Schüssel und fügen nach und nach alle weiteren Zutaten hinzu. Kneten Sie den Teig gut durch und formen Sie ihn zu einer Kugel. Schneiden Sie diese kreuzförmig ein und bestreichen Sie sie nun mit etwas Milch.
- Legen Sie das Brot auf ein Blech und backen es 25–30 Minuten.

Tipp: Am besten schmeckt das Brot noch warm mit ein wenig Butter oder Frischkäse – Mehr braucht es gar nicht.

Tag 23

Training des Tages

Zehn bis 15 Minuten Kraft- oder Stabilisationstraining. Tipp: Absolvieren Sie doch einen Teil des Trainings als aktive Mittagspause im Büro – Sie wären nicht das erste Büro mit einer Plank-Challenge!

Ihr heutiger Speiseplan

- **Frühstück:** Vollkornbrot mit Käse, Schinken oder Quark mit Marmelade, ein Joghurt, ein Glas Direktsaft (100 % Frucht). Tipp: Achten Sie bei der Auswahl der Marmelade auf den Fruchtgehalt – am besten 75 % Frucht.
- **Mittagessen:** Linsen-Tomaten-Salat, dazu selbstgemachte Ingwerlimonade. Linsen enthalten viel Protein (perfekt insbesondere nach dem Krafttraining) und Kalium – ihr Verzehr kann vor Übergewicht und Herzerkrankungen schützen.
- **Snack:** Rohkostplatte und körniger Frischkäse
- **Abendessen:** Kräuter-Risotto (ohne Käse) mit Salat

Ihr hoher Eiweißgehalt und ihr geringer Fettgehalt machen Linsen nicht nur gut für die Figur. Auch für das Herz sind sie gesund.

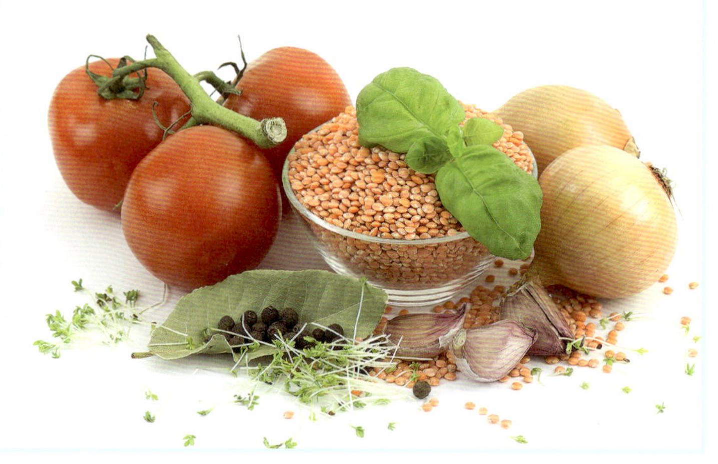

Linsensalat

Zutaten für 2 Portionen

120 g rote Linsen
400 ml Gemüsebrühe
6 kleine Tomaten
1 gelbe Paprika
1 Frühlingszwiebel
10 Blätter frisches Basilikum
Für das Dressing:
2 EL gutes Olivenöl
1 EL Zitronensaft
Knoblauch, fein gehackt
Salz
schwarzer Pfeffer, frisch gemahlen

Zubereitung

- Kochen Sie die gewaschenen Linsen in der Gemüsebrühe kurz auf und lassen Sie sie dann 8–10 Minuten bei niedriger Temperatur ziehen. In dieser Zeit können Sie das Gemüse und das Basilikum waschen und klein schneiden.
- Gießen Sie die Linsen ab und vermischen Sie sie mit Olivenöl und Zitronensaft. Würzen Sie die Linsen mit etwas Salz und kräftig mit Pfeffer. Geben Sie alle weiteren Zutaten hinzu. Umrühren, fertig!

Tipp: Achten Sie grundsätzlich auf die Verwendung von hochwertigen Ölen. Sie leisten einen großen Beitrag zu einer gesunden Ernährung!

Kräuter-Risotto

Zutaten für 2 Portionen

1 Schalotte, fein geschnitten
1 Tasse Risotto-Reis
½ Glas Weißwein, alternativ alkoholfreier Sekt
2–3 Tassen Gemüsebrühe
1–2 EL frische Kräuter, klein gehackt
Olivenöl
etwas Zitronensaft
Salz
schwarzer Pfeffer, frisch gemahlen
Salat, z. B. Rucola oder Kopfsalat

Zubereitung

- Dünsten Sie die Schalotte in etwas Olivenöl kurz an und geben dann den Reis hinzu. Umrühren, bis er glasig ist, dann mit dem Weißwein oder dem alkoholfreien Sekt ablöschen.
- Nach und nach die heiße Gemüsebrühe unterrühren, bis der Reis eine schön cremige Konsistenz erhält. Zum Schluss die Kräuter zugeben und mit etwas Salz und Pfeffer abschmecken. Wer es spritziger mag, rührt noch etwas Zitronensaft unter.
- Zusammen mit knackigem Salat servieren – es schmeckt am besten, wenn man Salat und Risotto gemeinsam isst.

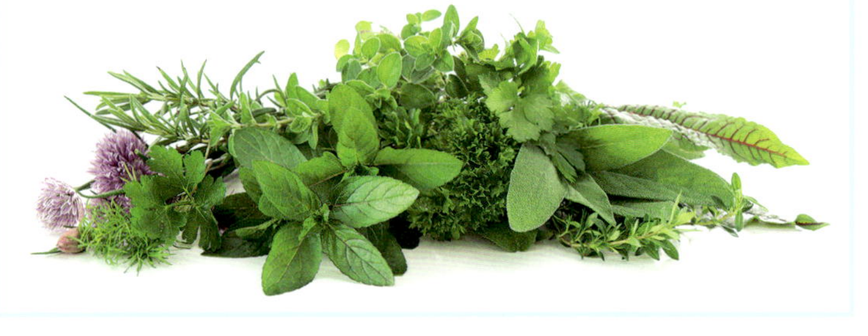

Nicht nur in der Hausapotheke, sondern auch in Lebensmitteln und Speisen können Kräuter ihre positive Wirkungen auf die Gesundheit entfalten.

Selbstgemachte Ingwerlimonade

Diese schnell zubereitete Limonade ist ein wahrer Gesundmacher! Sie strotzt nur so von Vitamin C und entzündungshemmenden Inhaltsstoffen und enthält keine Kalorien.

Zutaten für eine Flasche

frischer Ingwer, 1 cm
frische Minze, 1–2 Stängel
Zitronensaft nach Belieben

Zubereitung

- Bringen Sie einen Liter Wasser zum Kochen. In der Zwischenzeit waschen Sie den Ingwer und schneiden ihn in dünne Scheiben. Die Schale bleibt dran. Schneiden Sie einen Stängel Minze vom Strauch und spülen ihn ab. Geben Sie Ingwerscheiben und Minze in eine Flasche mit weitem Hals und füllen Sie das kochende Wasser ein. Verschließen Sie die Flasche mit dem Deckel und lassen Sie sie mindestens über Nacht ziehen.
- Fügen Sie vor dem ersten Verzehr in die bereits abgekühlte Limonade den Zitronensaft hinzu – die Menge variieren Sie ganz nach Ihrem Geschmack. Füllen Sie Ihr Glas zu zwei Dritteln mit der Limonade und füllen den Rest mit Sprudelwasser auf. Schmeckt am besten gut gekühlt.

Tipps: Der Ingwer muss mindestens über Nacht, besser noch 24 Stunden lang ziehen, damit alle gesundheitsfördernden Inhaltsstoffe in das Getränk übergehen. Wer die Wirkung gleich haben möchte, muss ihn essen – am besten roh. Ausgespülte Milchflaschen eignen sich hervorragend, um darin selbstgemachte Limonade aufzubewahren.

Tag 24

Training des Tages

40–60 Minuten Ausdauertraining niedriger Intensität.
Tipp: Auch hier bietet es sich an, zumindest einen Teil des Trainings in eine aktive Mittagspause zu integrieren – nehmen Sie sich einfach den Smoothie als Mittagessen mit und trinken ihn bei einem zügigen Spaziergang an der frischen Luft. So gewinnen Sie an allen Fronten!

Ihr heutiger Speiseplan

- **Frühstück:** Müsli mit Joghurt. Achten Sie bei der Auswahl Ihres Müslis auf den Zuckergehalt: Hier gibt es große Unterschiede!
- **Mittagessen:** Vollkornbrot mit Frischkäse und Kresse, dazu Gurkensalat
- **Snack:** Apfel-Bananen-Mango-Smoothie
- **Abendessen:** Kalbfleisch, alternativ Aubergine in Tomatensoße mit Reis

Apfel-Bananen-Mango-Smoothie

Zutaten für 1 Portion

1 Apfel
1 Banane
½ Mango
200 ml Orangen-Direktsaft

Zubereitung

- Den Apfel waschen und vom Kerngehäuse befreien, die Banane und die Mango schälen und alles grob zerkleinern. Das Obst zusammen mit dem Saft in einem Standmixer pürieren.

Tipp: Durch die Zugabe von Quark oder gemahlenen Nüssen wird der Smoothie etwas gehaltvoller – inklusive Protein-Power!

Kalbfleisch/Aubergine in Tomatensoße mit Reis

Zutaten für 2 Portionen

1 Tasse Basmatireis

1 Zehe Knoblauch

Olivenöl (zum Braten)

1 Packung passierte Tomaten

Salz

schwarzer Pfeffer, frisch gemahlen

200 g dünn geschnittenes Kalbfleisch, alternativ eine dünn geschnittene Aubergine

je 1 EL frischer gehackter Oregano, Basilikum und Thymian

Zubereitung

- Den Reis mit zwei Tassen Wasser aufgießen und so lange kochen, bis das Wasser eingezogen ist.
- In einer Pfanne unterdessen den Knoblauch in etwas Olivenöl kurz anbraten, dann die passierten Tomaten, Salz und Pfeffer hinzugeben, mit einem Deckel verschließen und zum Kochen bringen. Nun die Fleisch- oder Auberginenscheiben auf die Tomatensoße geben.
- Nach zwei Minuten wenden und mit den frischen Kräutern bestreuen (sollten Sie getrocknete Kräuter verwenden, geben Sie diese schon gleich mit den passierten Tomaten in die Pfanne). Für weitere zwei Minuten garen.
- Dann das Fleisch/die Auberginenscheiben mit der Tomatensoße bedecken und vom Herd nehmen und ein wenig ruhen lassen. Den Reis auf den Tellern anrichten, die Soße und das Fleisch/die Auberginenscheiben darübergeben und mit ein wenig frischen Kräutern garniert servieren.

Tag 25

Training des Tages

10–15 Minuten Krafttraining oder Stabilisationstraining.

Ihr heutiger Speiseplan

- **Frühstück:** Dinkel-Grießbrei mit Himbeeren
- **Mittagessen:** Kürbis-Karotten-Ingwer-Suppe
- **Snack:** Apfelküchlein
- **Abendessen:** Weißbrot mit Lachs und Meerrettich, dazu frische Paprikasticks

Dinkel-Grießbrei mit Himbeeren

Zutaten für 1 Portion

200 ml Milch

20g Dinkelgrieß

5 Himbeeren (gefroren)

Zubereitung

Milch und Grieß kalt verrühren und dann einmal kurz aufkochen lassen. Von der Kochstelle nehmen, die Himbeeren hinzufügen und noch ein wenig quellen lassen. Schmeckt warm und kalt.

Tipp: Wer mag, kann auch noch eine gequetschte Banane untermengen. So wird's süßer.

Kürbis-Karotten-Ingwer-Suppe

Zutaten für 4 Portionen

1 Hokkaido-Kürbis
4 Kartoffeln, geschält
2 Karotten, geschält
1 Stück Ingwer, etwa 1 cm
250 ml Gemüsebrühe
100 ml Orangensaft
Chilipulver
frische glatte Petersilie

Zubereitung

- Den Kürbis waschen, Stiel und Kerne entfernen und klein schneiden. Zusammen mit den Kartoffeln, Karotten und Ingwer in einen großen Topf geben und mit Wasser aufgießen (so viel, dass das Gemüse gerade bedeckt ist). Einmal aufkochen und 20 Minuten bei mittlerer Temperatur köcheln lassen.
- Vom Herd nehmen und mit dem Stabmixer pürieren. Noch einmal auf die Kochstelle geben. Gemüsebrühe, Orangensaft und Chilipulver hinzugeben, gut verrühren und noch einmal kurz aufkochen lassen. Die Petersilie waschen und trocken schütteln, zum Schluss auf die fertige Suppe geben.

Tipp: Dazu schmeckt hervorragend ein Stück frische Ciabatta.

Apfelküchlein

Zutaten für etwa 30 Stück

100 g weiche Butter
70 g brauner Zucker
2 Eier
250 g Mehl
2 TL Backpulver
70 g Mandeln, klein gehackt
2 saure Äpfel, in kleine Stückchen geschnitten
1 Päckchen Bourbon-Vanille oder das Mark einer Vanilleschote
½ TL Zimt

Zubereitung

- Heizen Sie den Backofen auf 200 °C Umluft vor.
- Rühren Sie zunächst Butter, Zucker und Eier schaumig auf. Fügen Sie dann nach und nach alle weiteren Zutaten hinzu.
- Formen Sie mit einem Esslöffel etwa aprikosengroße Kugeln und legen diese auf ein Backblech. Backen Sie diese kleine Gaumenfreude nun etwa 10 Minuten.

Wissenschaftlich belegt: Ein Apfel pro Tag verringert das Risiko für Herz-Kreislauf-Erkrankungen.

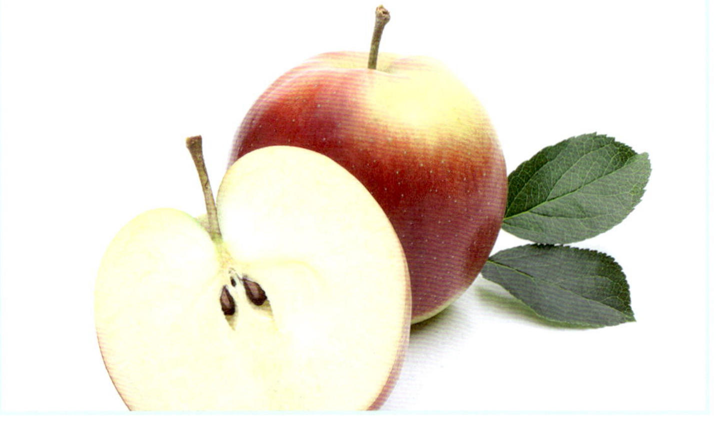

Weißbrot mit Lachs und Meerrettich, dazu frische Paprikasticks

Zutaten für 1 Person

2 Scheiben Weißbrot, wahlweise Baguette
etwas Olivenöl zum Beträufeln
2 Blätter Salat
2 Scheiben frischer Räucherlachs
Meerrettich im Glas
eine Paprika

Zubereitung

Toasten Sie das Brot und beträufeln es mit einem guten Olivenöl. Legen Sie nun Salat und Lachs darauf und bestreichen Sie es nach Belieben mit dem Meerrettich (Achtung scharf!). Schneiden Sie die gewaschene Paprika als leckere knackige Beilage in kleine Streifen.

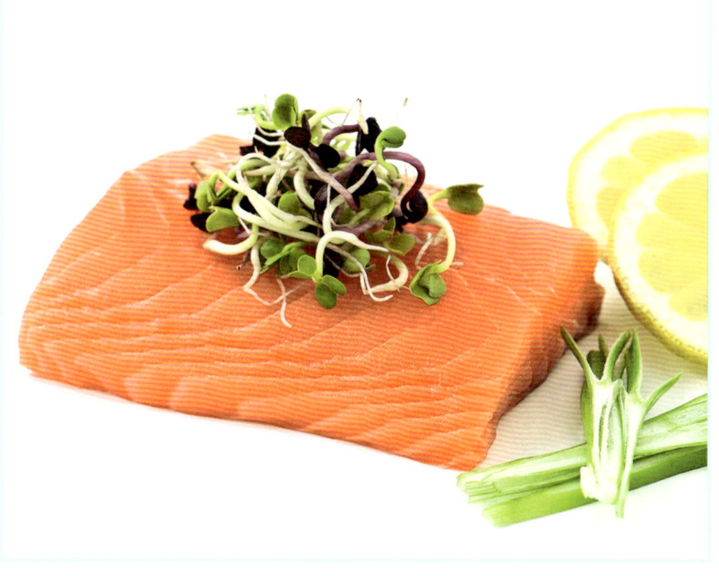

Regelmäßig genossen, senkt Lachs das Risiko für Herzinfarkt und Schlaganfall.

Tag 26

Training des Tages

20–30 Minuten Ausdauertraining hoher Intensität. Hier eignet sich besonders ein Intervalltraining.

Ihr heutiger Speiseplan

- **Frühstück:** Frühstücksei nach Belieben (gekocht oder gebraten), ein Glas Orangensaft, ein Vollkornbrot mit Frischkäse, einer Apfelscheibe und etwas fettfreiem Schinken, ein Vollkornbrot mit Quark und Marmelade
- **Mittagessen:** warmer Süßkartoffelsalat mit Spinat und karamellisiertem Lachs
- **Snack:** Müsli mit frischem Obst und einer Handvoll Walnusskerne
- **Abendessen:** Mango-Pfannkuchen mit Frischkäse und Zimt

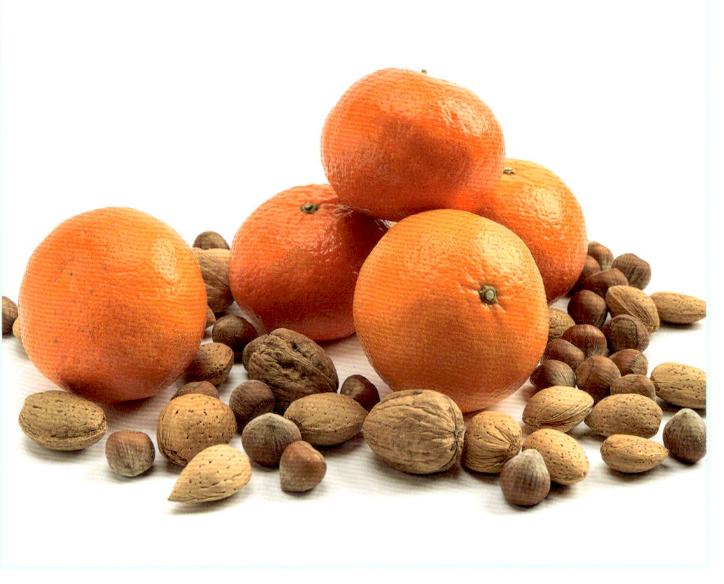

Obst und Nüsse: Für einen gesunden Start in den Tag.

Süßkartoffelsalat mit Spinat und karamellisiertem Lachs

Zutaten für 2 Personen

Für den Salat:

2 Süßkartoffeln

6 aromatische kleine Tomaten

2 EL hitzebeständiges Olivenöl

Fleur de Sel

schwarzer Pfeffer, frisch gemahlen

2 Handvoll Pistazien

200 g junger frischer Spinat

2 EL Olivenöl

1 EL Honig

2 EL Balsamico

Für den Lachs:

2 Lachsfilets ohne Haut

Öl zum Braten

2 EL Limettensaft

1 EL brauner Zucker

1 TL Fischsoße

1 EL Sojasoße

Chilipulver

Zubereitung

- Den Ofen auf 180 °C Umluft vorheizen. Süßkartoffeln schälen und in lange Schnitze schneiden. Zusammen mit den gewaschenen halbierten Tomaten in eine mit hitzebeständigem Olivenöl ausgeschwenkte Tarteform legen, mit etwas Fleur de Sel und schwarzem Pfeffer bestreuen. Für etwa 20 Minuten im Ofen backen, dann die gehackten Pistazien für weitere 3 Minuten hinzugeben.

- Die Spinatblätter waschen und auf den Tellern verteilen, die Kartoffeln und Tomaten dazugeben und das Ganze mit einem Dressing aus Olivenöl, Honig und Balsamico beträufeln.
- Die Lachsfilets in einer beschichteten Pfanne mit dem Öl von jeder Seite 2 Minuten anbraten. Limettensaft, Zucker, Fisch- und Sojasoße sowie Chilipulver hinzugeben und den Fisch darin weitere 4 Minuten garen. Nach der Hälfte der Zeit einmal wenden, dann mit dem Gemüse servieren.

Mango-Pfannkuchen

Zutaten für 4 Stück

1 Mango, in dünne Scheiben geschnitten
100 g Mehl
1 TL Backpulver
1 Päckchen Bourbon-Vanillezucker
120 ml Milch
40 ml Mineralwasser
etwas Butter zum Braten
Zum Belegen:
Frischkäse, Zimt und Zucker

Zubereitung

- Eine beschichtete Pfanne leicht erhitzen. Alle Zutaten bis auf die Mango mixen. Etwa einen Soßenlöffel pro Pfannkuchen in die Pfanne geben und sofort mit einem Teil der Mangoscheiben belegen. Wenn er goldbraun ist, wenden und auf der anderen Seite ebenso lange goldbraun braten.
- Mit Frischkäse und Zimt und Zucker servieren.

Tag 27

Training des Tages

20–40 Minuten Yoga oder Pilates.

Ihr heutiger Speiseplan

- **Frühstück:** Pistazien-Power-Porridge. Dieses Gericht hat absolute Herzpower: Viel Protein, ungesättigte Fettsäuren, wichtige Mineralstoffe wie Kalium, Magnesium und Eisen sowie Vitamin C lassen Sie voller Power in einen aktiven Tag starten!
- **Mittagessen:** „Halbe" Suppe mit Rindfleisch, Reisnudeln und Gemüse
- **Snack:** Möhren- und Gurkensticks mit Kräuterfrischkäse
- **Abendessen:** frisches Brot mit Pesto, gebratene Zucchini und Käse oder Schinken; Alternative: Toast Hawaii

Pistazien-Power-Porridge

Zutaten für 2 Portionen

8 EL Haferflocken

200 ml heiße Milch oder heißes Wasser

1 Handvoll Pistazien

3–4 getrocknete Aprikosen

½ Apfel

Zubereitung

- Haferflocken mit der Milch oder wahlweise dem Wasser übergießen, die klein geschnittenen Pistazien und Aprikosen sowie den geriebenen Apfel unterrühren, fertig!

Tipps: Das Porridge schmeckt auch sehr gut, wenn man es bereits am Vorabend vorbereitet und dann über Nacht ziehen lässt. Eventuell am Morgen noch mal mit etwas warmer Milch übergießen. Pistazien erfüllen das Kriterium „vollständiges Protein", das heißt, sie enthalten ausreichende Mengen aller neun essenziellen Aminosäuren.

„Halbe" Suppe mit Rindfleisch, Reisnudeln und Gemüse

Zutaten für 2 Portionen

200 g Reisnudeln
200 g Rindfleisch (Hüfte oder Filet)
Salz
schwarzer Pfeffer, frisch gemahlen
1 Prise Anispulver nach Geschmack
2 EL Olivenöl zum Braten
1 Frühlingszwiebel
1 Paprika, Farbe nach Belieben
frischer Ingwer, etwa 1 cm
1 Chilischote
½ Liter Hühnerbrühe
1–2 Pak Choi, klein geschnitten

Zubereitung

- Die Nudeln in leicht gesalzenes kochendes Wasser geben. Das Rindfleisch nach Belieben mit Salz, Pfeffer und evtl. Anispulver würzen und von jeder Seite etwa drei Minuten scharf in Olivenöl anbraten.
- Frühlingszwiebeln, Ingwer, Paprika und Chilischote klein schneiden, hinzugeben und kurz mitbraten. Mit der Hühnerbrühe ablöschen und den Pak Choi dazugeben.
- Die abgegossenen Nudeln unterrühren und noch einmal abschmecken. Nun das Fleisch herausnehmen, in Streifen schneiden und auf einen tiefen Teller legen. Die Nudeln und das Gemüse dazugeben, nach Wunsch mit der Brühe aufgießen und genießen!

Toast Hawaii

Zutaten für 2 Portionen

4 Scheiben Weißbrot oder Vollkorntoast

hitzefestes Olivenöl

2 Scheiben gekochten Schinken

2 Scheiben Ananas

Currypulver

2 Scheiben Käse

Zubereitung

- Heizen Sie den Backofen auf 200 °C Ober-/Unterhitze vor. Beträufeln Sie die Brotscheiben dünn mit Olivenöl und legen erst eine Scheibe Schinken, dann eine Scheibe Ananas hinauf. Würzen Sie nun ein wenig mit dem Currypulver und legen als Abschluss eine Scheibe Käse drauf. Das Ganze etwa 10 Minuten im Backofen überbacken und warm genießen.

Tipps: Haben Sie immer etwas tiefgekühltes Obst auf Vorrat da. Es ist manchmal sogar schmackhafter als die unreif geerntete Ananas, die Sie im Supermarkt kaufen können, und die Vitamine leiden nicht durch das Einfrieren.

Soßen wie Ketchup und Co. sind leider sehr zuckerhaltig und meistens nicht gesund. Als Ausnahme sind sie natürlich erlaubt, es sollte aber eine Ausnahme bleiben. Investieren Sie lieber in gute Gewürze – die sind lecker und gesund!

Tag 28: Ziehen Sie Bilanz

28 Tage sind absolviert! Sie haben sich nun erfolgreich vier Wochen lang herzgesund ernährt, sind in Bewegung gekommen und haben vielleicht eine Sportart gefunden, die Ihnen zusagt. Wie gefällt Ihnen Ihr neuer Lebensstil? Fühlen Sie sich besser, leistungsfähiger, gesünder?

Nehmen Sie sich ein wenig Zeit, um sich ein paar Notizen zu machen: Was hat Ihr Leben in den letzten 28 Tagen bereichert? Was hat Ihnen nicht gefallen? Was wollen Sie in Zukunft beibehalten?

Sie haben jetzt eine Menge Tools an der Hand, um einen herzgesunden Lebensstil zu führen. Dabei sind die Veränderungen am langlebigsten, die Sie langsam herbeiführen. Das ist wie mit der Gewichtsreduktion. Natürlich kann man sich eine große Zahl Kilos in kurzer Zeit runterhungern, aber in den meisten Fällen sind sie dann auch ebenso schnell wieder drauf. Wenn Sie aber langsam Ihre Ess- und Lebensgewohnheiten verändern, haben Sie eine echte Chance auf einen erfüllenden, herzgesunden Lebensstil ganz ohne Jo-Jo-Effekt. Das bedeutet nicht, dass Sie nun für immer auf Ihr Lieblingsdessert oder ab und zu einen Schokoriegel verzichten müssen, aber Sie können nun selbst besser einschätzen, ob er Ihnen wirklich guttut.

Sie können stolz darauf sein, dass Sie sich die Zeit für dieses Buch und damit für sich selbst, für Ihr eigenes Wohlbefinden genommen haben. Auf dem Wege zu einem herzgesunden Leben haben Sie einen großen Schritt nach vorn gemacht – viel Spaß bei diesem neuen Lebensgefühl!

ANHANG

Weiterführende Adressen

https://www.bzga.de/infomaterialien/fachpublikationen/sonderheft-03-nationale-empfehlungen-fuer-bewegung-und-bewegungsfoerderung/
In den „Nationalen Empfehlungen für Bewegung und Bewegungsförderung“ der Bundeszentrale für gesundheitliche Aufklärung ist gut verständlich erklärt, wie viel Bewegung in welcher Form für wen gesundheitsfördernd ist.

www.dge.de
Die Deutsche Gesellschaft für Ernährung beschäftigt sich mit allen auf dem Gebiet der Ernährung auftretenden Fragen und informiert über neue Erkenntnisse und Entwicklungen.

www.fettrechner.de
Der Fettrechner bietet eine ganz schnelle und unkomplizierte Möglichkeit, die zugeführten Kalorien und die einzelnen Bestandteile zu ermitteln. Darüber hinaus gibt es noch weitere nützliche Anwendungen, beispielsweise den Grundumsatzrechner.

https://www.herzbewusst.de/leben-nach-dem-herzinfarkt/ernaehrung-nach-herzinfarkt/einkaufen-leicht-gemacht
Hier finden Sie eine Einkaufshilfe für eine herzgesunde Ernährung.

https://xn--hrv-herzratenvariabilitt-dcc.de/2019/09/mit-einfachen-uebungen-die-hrv-verbessern/
Wie Sie mit einfachen Übungen Ihre Entspannungsfähigkeit und damit auch die Herzratenvariabilität verbessern, erfahren Sie auf dieser Seite.

www.herzstiftung.de
Diese Seite bietet viele Informationen rund um das Thema Herzerkrankungen mit aktuellen Fragestellungen und Herzinfarkt-Risiko-Test.

https://www.herzstiftung.de/ihre-herzgesundheit/leben-mit-der-krankheit/herz-selbsthilfegruppe

Hier finden Sie schnell und unkompliziert eine Selbsthilfegruppe für Herzerkrankte ganz in Ihrer Nähe.

www.patienten-information.de/kurzinformationen/koronare-herzkrankheit
Das gemeinsame Portal von Bundesärztekammer und Kassenärztlicher Bundesvereinigung bietet alles, was Sie zum Thema KHK noch wissen möchten.

www.psychokardiologie.org
Hier finden Sie Informationen über den Bereich der Medizin, der sich mit den Wechselwirkungen von Herzerkrankungen und psychischen Belastungen (z. B. Stress) befasst.

https://www.tk.de/resource/blob/2033604/118707bfcdd95b0b1ccdaf06b30226ea/schlaf-gut-deutschland-data.pdf
Umfassende Informationen rund um einen gesunden Schlaf sind auf der Seite der Techniker Krankenkasse übersichtlich zusammengestellt.

https://www.euro.who.int/de/home
Das Ziel der World Health Organization (Weltgesundheitsorganisation) ist unter anderem die Förderung der allgemeinen Gesundheit der Menschen weltweit.

Quellen und Lesetipps

Achmon J, Granek M, Golomb M, Hart, J: Behavioral treatment of essential hypertension: a comparison between cognitive therapy and biofeedback of heart rate. Psychosom Med, 1989 Mar–Apr, 51(2), 152–164

Benninghoff A: Anatomie, 15. Auflage, 1994, Urban und Schwarzenberg Verlag

Biesalski, K: Taschenatlas Ernährung, 2015, Thieme Verlag

Dickhuth H et al: Sportmedizin für Ärzte, 2007, Deutscher Ärzte Verlag

Die ganze Welt der Kräuter. Alles was man über ihre Verwendung wissen muss, 2009, Das Beste

Ernährungs- und Landwirtschaftsorganisation der Vereinten Nationen (FAO) Expert Consultation (2013), Bewertung der Proteinqualität in der menschlichen Ernährung

Estruch, R et al: Primary prevention of cardiovascular disease with a mediterranean diet supplemented with extra-virgin olive oil or nuts. N Engl J Med 2018; 378:e34

Ganesan K, Xu B. Polyphenol-rich lentils and their health promoting effects. Int J Mol Sci. 2017 Nov; 18(11): 2390

Gilani, L: Sources of food-grade protein. In: Trugo L, Finglas, ML (eds.): Encyclopedia of food sciences and nutrition, 2. Auflage, 2003, 4873–4879, Academic Press

Guidelines. Heart rate variability. 1996, European Heart Journal, 17, 354–381

Hay, D: Schnelle Küche mit Stil, 2004, AT Verlag

Herold G: Innere Medizin, 2010, Dr. med. Gerd Herold

Kasper, H: Ernährungsmedizin und Diätetik, 2004, Urban und Fischer Verlag

Löllgen D, Mück-Weymann M, Beise R: Herzratenvariabilitäts-Biofeedback in der betrieblichen Gesundheitsförderung. Eine Pilotstudie. Forum Stressmedizin, 2009

Marinangeli CP, House JD: Potential impact of the digestible indispensable amino acid score as a measure of protein quality on dietary regulations and health. Nutrition reviews. Band 75, Nr. 8, August 2017, 658–667

Oliver, J: Essen ist fertig, 2004, Dorling Kindersley

Ros E: The PREDIMED Study. Endocrinol Diabetes Nutr. 2017 Feb; 64(2):63–66

Schiebler, Schmidt: Anatomie, 5. Auflage. Springer Verlag

Seidelmann SB, Claggett B, Cheng S, Henglin M, Shah A, Steffen LM, Folsom AR, Rimm EB, Willett WC, Solomon SD. Dietary carbohydrate intake and mortality: a prospective cohort study and meta-analysis. Lancet Public Health. 2018; 3: e419–e428

Sotos-Prieto M, Bhupathiraju SN, Mattei J, Fung TT, Li Y, Pan A, Willett WC, Rimm EB, Hu FB. Association of changes in diet quality with total and cause-specific mortality. N Engl J Med. 2017; 377: 143–153

Watzl B, Leitzmann C: Bioaktive Substanzen in Lebensmitteln, 3., unveränderte Auflage. 2005, Hippokrates, Stuttgart

Wilke D und J: Feel Good Food. 5 einfache Schritte für eine gesunde Ernährung mit 80 Rezepten, 2015, Christian Verlag

Register

Bibliografische Information der Deutschen Nationalbibliothek
Die Deutsche Nationalbibliothek verzeichnet diese Publikation in der deutschen Nationalbibliografie; detaillierte bibliografische Daten sind im Internet über http://dnb.ddb.de/ abrufbar.

ISBN 978-3-8426-3064-2 (Print)
ISBN 978-3-8426-3065-9 (PDF)
ISBN 978-3-8426-3066-6 (EPUB)

Abbildungen:
Titelmotiv: Shutterstock: AVIcon, Praiwun Thungsarn, Singleline, JY FotoStock
stock.adobe.com: REDPIXEL: 6/7; bilderzwerg: 9; Henrie: 11; sagi: 21; Elena: 38/39; detailblick-foto: 43; weyo: 46; exclusive-design: 50; Alliance: 54; Pixel-Shot: 58; StockPhotoPro: 60; macrovector: 62; zinkevych: 64; Viacheslav Lakobchuk: 71; Maridav: 77; goodluz: 78; Yakobchuk Olena: 81; contrastwerkstatt: 88; angyim: 90; Антон Скрипачев: 94; nblxer: 99; weyo: 110; Michael Traitov: 118; dusk: 121; Mira Drozdowski: 156; Alexander Raths: 158; by-studio: 164; Maceo: 165; emuck: 166;
Christian Wyrwa: 113, 114, 115, 123, 125, 126, 127, 128, 129, 130, 131, 132, 133, 134, 135, 136, 137, 138, 139, 140, 141, 142, 143, 144, 145, 146, 147, 148, 149, 150, 151

Originalausgabe

Die Ratgebermarke der Schlütersche Fachmedien GmbH
Hans-Böckler-Allee 7, 30173 Hannover
www.humboldt.de
www.schluetersche.de

Lektorat: Linda Strehl, wort & tat, München
Layout: Groothuis, Lohfert, Consorten, Hamburg
Covergestaltung: Zero, München
Satz: Die Feder, Konzeption vor dem Druck GmbH, Wetzlar
Druck und Bindung: Gutenberg Beuys Feindruckerei GmbH, Langenhagen